HYGGE WORK

Cómo encontrar la felicidad
en el trabajo y en la vida cotidiana

MEIK WIKING

DIANA

Obra editada en colaboración con Editorial Planeta – España

Libro originalmente publicado bajo el título *The Art of Danish Living: How to Find Happiness In and Out of Work* en Penguin Life, un sello editorial de Penguin General. Penguin General forma parte del grupo de empresas Penguin Random House.

Bajo el sello editorial DIANA M.R.
Avenida Presidente Masarik núm. 111,
Piso 2, Polanco V Sección, Miguel Hidalgo
C.P. 11560, Ciudad de México
www.planetadelibros.com.mx

Primera edición impresa en España: septiembre de 2024
ISBN: 978-84-480-4137-3

Primera edición impresa en México: febrero de 2025
ISBN: 978-607-39-2312-5

Impreso en los talleres de Litográfica Ingramex, S.A. de C.V.
Centeno núm. 162-1, colonia Granjas Esmeralda, Ciudad de México
Impreso en México – *Printed in Mexico*

Índice

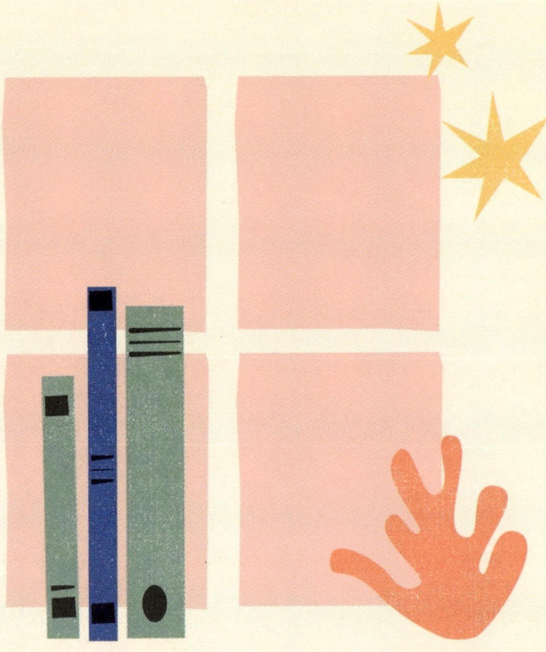

CAPÍTULO

1

LA ALEGRÍA DE TRABAJAR

Todavía recuerdo mi primer día trabajando en el Real Ministerio de Asuntos Exteriores danés. Había tenido una entrevista con la subdirectora del Departamento de África y había visitado el edificio una sola vez. Estaba deseando empezar a trabajar.

Poco después de llegar, me recibió de nuevo la subdirectora. Me dio la bienvenida y me presentó al director.

—Así que tú eres el nuevo —dijo él—. ¿Qué idiomas hablas?

—Inglés, danés y *sønderjysk* —respondí.

El *sønderjysk* (juto meridional, en español) es el dialecto del danés que se habla en la zona de Dinamarca donde crecí, cerca de la frontera con Alemania. Es muy difícil de comprender incluso para otros daneses, así que yo la considero una lengua independiente. Me parecía que dominarlo era algo interesante. Pero a mi nuevo jefe no.

—¿No hablas francés? —replicó—. Y, entonces, ¿qué estás haciendo aquí?

Antes de poder musitar un simple «¿Perdón?», él ya había comenzado a alejarse, con la subdirectora a su lado y mi autoestima aplastada bajo sus zapatos.

Puede que tuviera razón: en Benín, Burkina Faso, el Congo y muchos otros países africanos, el francés es la lengua oficial, así que tiene sentido contratar a gente que lo hable. Pero no entendí de dónde nacían esas ganas de restregármelo en la cara en mi primer día.

Sin embargo, me di cuenta, más pronto que tarde, de que yo no era la única persona que le desagradaba. Una vez le gritó a un estudiante en prácticas: «¡Eres

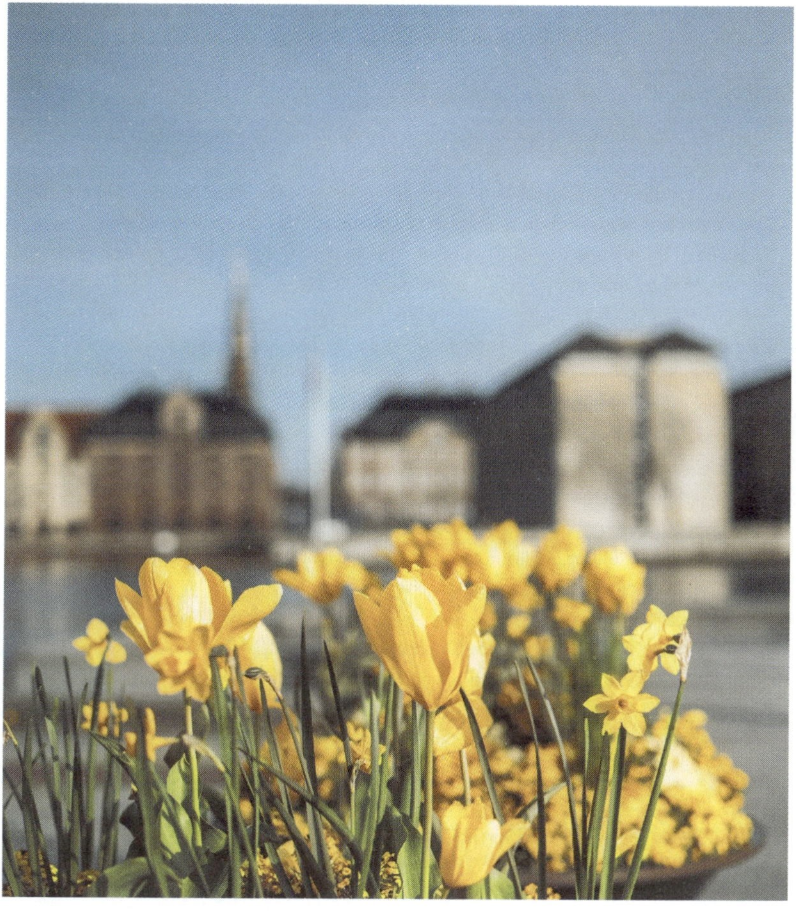

un idiota!», y también lo escuché preguntarle a otra becaria si tenía malaria cerebral. Para alguien que debería destacar en diplomacia, tenía muy poca sensibilidad para ella.

En esa época, yo todavía estaba estudiando y tenía un profesor de Economía que era simplemente brillante. Había tres docentes distintos impartiendo esa misma materia; los alumnos podíamos acudir a cualquiera de sus lecciones indistintamente. A las otras dos clases acudían cinco o seis alumnos. A la de Anders acudían doscientos. Se le daba maravillosamente bien explicar cuestiones complejas de manera fácil de entender, y además era muy simpático y jovial.

Después de mi examen final, Anders me preguntó si me interesaría empezar como becario en un grupo de investigación llamado Monday Morning, centrado en el bienestar y la sostenibilidad. Dije que sí al instante. A la semana siguiente, me presenté en el despacho del director del Departamento de África para darle la noticia de que me iba. A él no le hizo ninguna gracia... el tener que buscar y formar a alguien nuevo para reemplazarme. Yo llevaba ahí trabajando diez meses. Si hubiera sido una escena de una película, me habría despedido en francés. Aquella tarde, mientras volvía a casa en bicicleta, me pareció que el cielo se había teñido, de repente, de un especial tono de azul.

El quid de esta historia es que hay muchas cosas en la vida que son maravillosas, como irse de vacaciones, pasársela bien con los amigos o degustar una cena deliciosa. Pero ¿has dejado alguna vez un trabajo que no le convenía a tu salud mental?

Si no, espero que este libro te anime a hacerlo (si es tu caso). Pero, sea como sea, deberíamos aspirar a algo más que a renunciar a empleos de mierda. Esta obra tiene como objetivo elevar la vara de la felicidad laboral, indagando en cómo podemos idear y crear empleos y lugares de trabajo que nos permitan prosperar.

Hace ya más de una década que fundé el Instituto para la Búsqueda de la Felicidad, donde trabajo desde entonces. Sé que suena como si fuera un sitio mágico, como si nuestra oficina estuviera llena de caramelos y unicornios, y que la gente cree que mi horario de los lunes es helado, helado, helado, pausa para la comida, perritos, perritos, perritos. Por desgracia, este no es el caso. Nuestro trabajo no consiste en unicornios y cachorritos, sino en ensayos controlados aleatorizados y artículos revisados por expertos.

Pero mi superpoder de ingenuo investigador danés de la felicidad es que creo que el trabajo puede y debe ser una fuente de felicidad. Esa es también la premisa y promesa de este libro: que el trabajo puede ser divertido y satisfactorio, siempre y cuando lo concibamos de la manera correcta.

En estas páginas, nos fijaremos en qué nos hace felices en nuestro empleo, y qué factores tienen un impacto positivo en nuestra felicidad. Además, veremos ejemplos concretos y expondremos políticas laborales y experimentos que han aumentado nuestro bienestar en el trabajo. Por último, analizaremos los espacios laborales y pondremos todas nuestras miradas en una palabra danesa única y peculiar: *arbejdsglæde*.

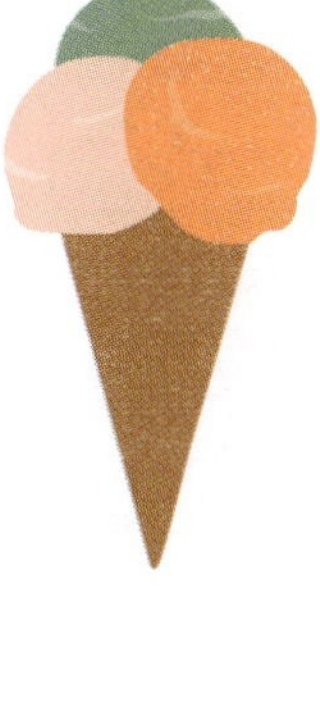

Arbejdsglæde

Permíteme ofrecerte una breve guía para pronunciar la palabra *arbejdsglæde:* primero, dale un mordisco enorme a una manzana, tanto que el trozo se te quede atascado en medio de la garganta, y entonces di «aa-baits-glüd».

Arbejde significa «trabajo» y *glæde,* «alegría». Junta las dos palabras y listo: te gusta lo que haces y te sientes feliz yendo a trabajar. Asimismo, la palabra danesa *arbejdslyst* significa «tener deseo» o «sentirse con ganas» de trabajar. Puedes incluso desearles a tus colegas daneses «*God arbejdslyst!*», es decir, que disfruten con el trabajo que tengan que desempeñar y que encuentren las ganas de hacerlo.

Arbejdsglæde existe en todas las lenguas nórdicas —como el danés, el sueco, el noruego o el islandés—, pero, que yo sepa, no hay ninguna palabra que signifique lo mismo en ningún otro idioma del mundo. Lo más cercano que he encontrado ha sido la palabra estonia *töörõõm,* que entiendo que quiere decir «divertirse en el trabajo» o encontrar alegrías sencillas en las tareas cotidianas.

Sin embargo, sí es fácil encontrar términos que ilustran el otro polo del asunto. Por ejemplo, el japonés tiene la palabra *karoshi,* la cual literalmente significa «muerte por sobrecarga de trabajo». Trabajar como un burro, estar quemado o subirse por las paredes son expresiones menos dramáticas, pero, en realidad, son solo los primeros pasos del mismo camino.

Arbejdsglæde tampoco es solo una buena palabra: según los datos, los daneses ostentan uno de los niveles de felicidad laboral más altos del mundo. De acuerdo con la Oficina Europea de Estadística (Eurostat), casi dos de cada tres daneses afirman tener una satisfacción alta en relación al trabajo. En contraste, solo un tercio de los empleados alemanes o finlandeses se siente así. Pero algo mucho más esclarecedor es saber que el 58% de los daneses aseguran que seguirían trabajando, aunque no necesitaran hacerlo por razones económicas (incluso, por ejemplo, si ganaran en la lotería el equivalente a 10 millones de libras, según un estudio de YouGov).

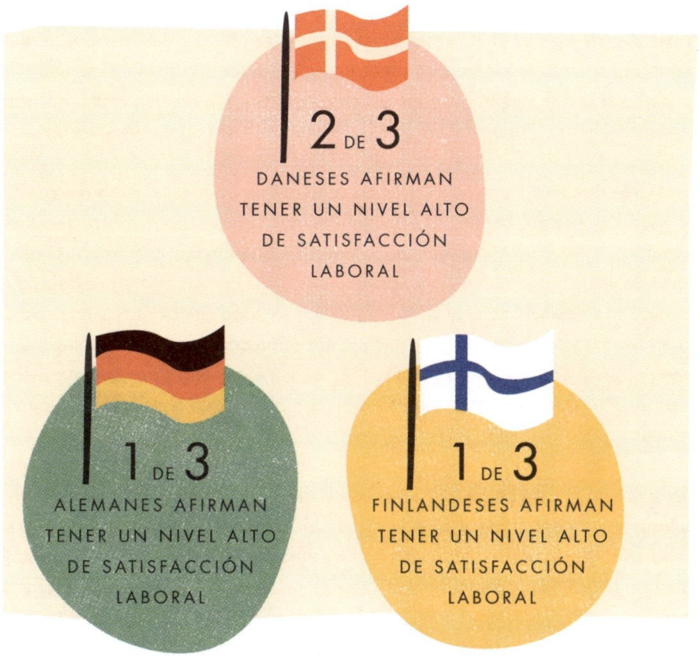
2 DE 3
DANESES AFIRMAN TENER UN NIVEL ALTO DE SATISFACCIÓN LABORAL
1 DE 3
ALEMANES AFIRMAN TENER UN NIVEL ALTO DE SATISFACCIÓN LABORAL
1 DE 3
FINLANDESES AFIRMAN TENER UN NIVEL ALTO DE SATISFACCIÓN LABORAL

Datos como estos, junto con su clasificación anual en el Informe mundial de la felicidad de la ONU, hacen que Dinamarca se considere una utopía. *En mi libro Lykke. En busca de la gente más feliz del mundo*, bromeé sobre esta idea y escribí:

«En Dinamarca, las cosas funcionan sin problemas. Bueno, casi. Hace cuatro años, un tren llegó cinco minutos tarde. Todos los pasajeros recibieron una carta del primer ministro en la que se disculpaba por el retraso y en la que, como compensación, les regalaba la silla de diseño que eligieran».

Una vez que se publicó el libro, recibí un correo electrónico de un periodista que trabajaba para uno de los tabloides más importantes de Estados Unidos. Me preguntaba si mi anécdota sobre las cartas del primer ministro era real o no. «Era una broma —le escribí como respuesta—. Nuestros trenes nunca se retrasan».

No obstante, la cuestión es que Dinamarca no puede estar a la altura de la reputación que tiene. Ningún país es una utopía. Por supuesto que hay gente en mi país que no es feliz, ya sea en el trabajo, en su vida personal o en ambos. Las clasificaciones se basan en promedios, con personas por encima y por debajo del promedio. En el Instituto para la Búsqueda de la Felicidad hemos realizado estudios, tanto en Dinamarca como internacionalmente, abarcando ambos grupos y los del medio, para entender no solo cuán feliz es la gente, sino para comprender el porqué. ¿Por qué algunas personas están completamente satisfechas mientras otras no?

Ser feliz, laboralmente hablando, es el deseo de trabajar mañana, de haber disfrutado en tu empleo hoy y de pensar que tu lugar de trabajo es un buen sitio para trabajar. Pero más que analizar quién es más feliz, nuestro ahínco es descubrir cuáles son los factores determinantes: los diferentes rangos de felicidad laboral ¿tienen que ver con el nivel salarial, con la relación que tenemos con nuestro jefe o con si nos sentimos o no realizados?

En el Instituto para la Búsqueda de la Felicidad hemos trabajado desde con empresas más pequeñas, con un par de cientos de empleados, hasta con organizaciones globales, con varios cientos de miles de trabajadores. A lo largo de este libro te contaré las conclusiones a las que hemos llegado, gracias a nuestros estudios, para demostrarte cómo cualquier persona puede reajustar sus puntos de vista, hábitos y comportamientos para sentirse más feliz tanto en el trabajo como en su vida personal.

Cuando realizamos encuestas en empresas y organizaciones, nos aseguramos de que los participantes permanezcan en el anonimato, pero sin que esto nos impida llevar a cabo un seguimiento individual a lo largo del tiempo. De esta forma, aunque no sabemos si es Karen, la de contabilidad, la persona que afirmó (en una escala del 0 al 10) sentirse un 6 de feliz en el trabajo el mes pasado y que ahora afirma sentirse un 8, sí podemos estar seguros de que se trata del mismo participante. Esto tiene suma importancia, ya que lo que nos interesa comprender es la evolución, los altibajos. Si un 10% de los empleados experimenta un aumento del bienestar laboral después de que se haya puesto en marcha una política concreta, por ejemplo, de flexibilidad, está claro que funciona.

En comparación, las clases de yoga, los masajes, la posibilidad de tomar una siesta, los servicios de lavandería y las malteadas gratuitas de los que oímos hablar en empresas de Silicon Valley no parecen conseguir que las cosas mejoren. Beneficios de este estilo pueden ayudar a que pienses que tu lugar de trabajo es un buen sitio para trabajar, pero no tendrán un impacto real en si te sientes feliz o no en tu empleo, en si has disfrutado hoy o tienes ganas de volver mañana. Y «esa» es, precisamente, nuestra ambición: revelar y comprender qué es lo que de verdad nos hace felices laboralmente hablando, y cómo podemos aprender todos a reducir el estrés, aumentar la positividad y acudir a nuestros empleos como las personas más felices del planeta. Primero que todo, echemos un vistazo a la conexión que existe entre trabajo y felicidad.

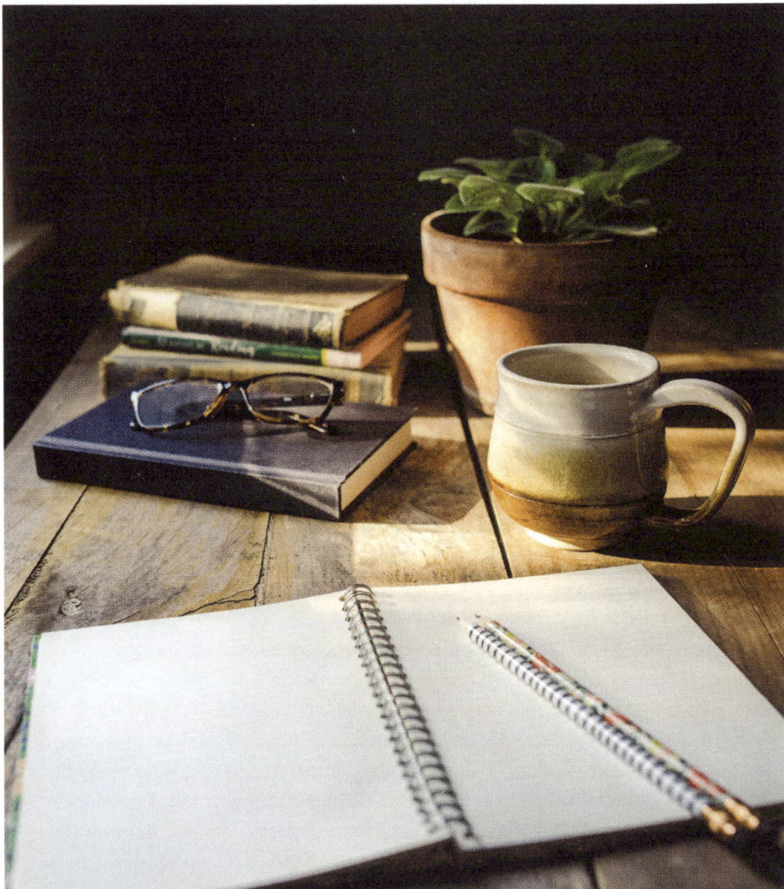

Una relación complicada

Si el trabajo y la felicidad tuvieran que elegir el estado de su relación en Facebook, probablemente marcarían «Es complicado».

Aunque trabajar es motivo de estrés, presión y ansiedad para muchos de nosotros, la pérdida de un empleo tiene aun así un impacto negativo en nuestro bienestar. Perdemos nuestra fuente de ingresos, pero también las relaciones sociales que hemos forjado en el trabajo, así como una parte de nuestra identidad y un sentimiento de propósito.

Cuando los investigadores hacemos un seguimiento de grandes grupos de personas para intentar comprender cómo los cambios vitales afectan su bienestar, vemos que perder el trabajo tiene una gran repercusión en la felicidad, como con un divorcio o una enfermedad. Algo que no es tan obvio es que, en realidad, nos recuperamos bastante rápido de muchos de los reveses de la vida: a menudo superamos un divorcio o una enfermedad y volvemos con relativa rapidez a los niveles de felicidad anteriores al problema. Sin embargo, esto no sucede con el desempleo. Su impacto emocional puede seguir siendo igual de negativo incluso tres años después, y normalmente empeora con el paso del tiempo.

Si nos fijamos en los datos de la Encuesta de Hogares Británicos, podemos ver que en las personas desempleadas cae hasta 1 punto en una escala de 10, un año después de haber perdido su trabajo. Cuatro años después, si siguen desempleados, es probable que pierdan 0.5 puntos más.

A modo de comparativa, la misma encuesta muestra que las personas recién casadas experimentan en promedio un aumento de la satisfacción vital de 0.65 puntos el año en que se casan en comparación con cuatro años antes de su matrimonio. En resumen, necesitarías el impulso emocional de dos bodas para contrarrestar el impacto negativo de un año de desempleo.

Según los estudios que he leído, la gente que se queda desempleada de forma involuntaria siempre pierde en felicidad. Ya sea que se mida como satisfacción general con la vida, tener un propósito o experimentar emociones positivas como alegría y entusiasmo —y en las investigaciones sobre la felicidad solemos incluir todos estos elementos—, los desempleados siempre puntúan más bajo que quienes tienen empleo.

En promedio, las personas con trabajo sienten una satisfacción de 0.6 puntos más que aquellas sin empleo (en una escala del 0 al 10). Esta diferencia quizás no parezca muy significativa, pero en términos globales la satisfacción vital promedio ronda el 5, por lo que ese 0.60 significa ser un 10% más feliz. Y si nos fijamos en el tipo de emociones que solemos experimentar en el día a día, las personas desempleadas tienen alrededor de un 30% más de emociones negativas que aquellas con trabajo.

Los estudios del Instituto para la Búsqueda de la Felicidad muestran que la satisfacción laboral y vital están conectadas. Si tu trabajo te hace feliz, es más probable que seas feliz en general. Tiene sentido: dedicamos muchas horas al trabajo, por lo que, si este te aporta emociones positivas, un fuerte sentido de propósito, orgullo por tus logros y gente increíble que te entiende y apoya, el sonido del despertador un lunes lluvioso a las siete de la mañana será menos horrible. Asimismo, los datos nos muestran que, cuando tu felicidad laboral aumenta en 1 punto, tu felicidad general también lo hace (alrededor de 0.5 puntos). Es decir, que, si tu satisfacción con el trabajo se ve incrementada, también lo hace tu felicidad en general. ¡Súper! Doble triunfo.

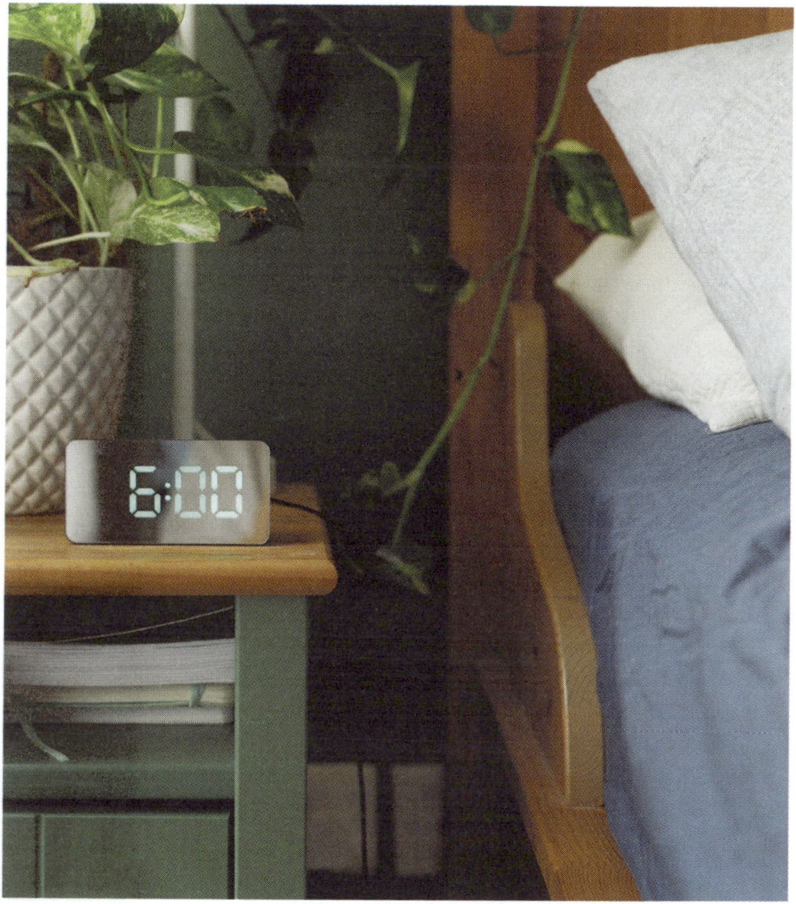
6:00

Como conclusión: el trabajo que ejercemos es vital para nuestro bienestar. O, más bien, tal y como evidenció el *Informe mundial de la felicidad* en 2017: «El hallazgo de que el empleo tiene una gran importancia para el bienestar de las personas es uno de los resultados más sólidos del estudio socioeconómico de la felicidad humana».

Sin embargo, si nos fijamos en cómo la gente suele sentirse en sus trabajos, el veredicto no es muy bueno. El desempleo afecta nuestra felicidad con preocupación, estrés, y falta de propósito. Pero tener un trabajo, a veces, también repercute negativamente en nuestra felicidad y nos causa preocupación y estrés.

Uno de los investigadores que ha estudiado este asunto es Daniel Kahneman, el psicólogo que en 2002 recibió el Premio de Economía Conmemorativo de Alfred Nobel. A principios del siglo XXI, él y su equipo analizaron a las mujeres trabajadoras de Texas, utilizando un método pionero llamado método de reconstrucción diurna (DRM): consistía en hacer un seguimiento de las experiencias y emociones que conformaban a cada momento un día normal para las casi mil mujeres que estudiaron. Las 909 mujeres participantes escribían en un diario todo lo que ocurría durante el día, desde lavar la ropa y ver la televisión hasta mantener relaciones sexuales o ir al trabajo.

Todos los días las mujeres consultaban sus notas del día anterior y calificaban cada actividad en función de cómo les había hecho sentirse, por ejemplo, molestas, preocupadas, deprimidas, cariñosas o felices. Después, los investigadores analizaban el impacto real. ¿Había alguna actividad que provocara más emociones buenas que malas, o viceversa? ¿Era la actividad la culpable? Y, si era así, ¿en qué grado? Las cinco actividades que más buenos momentos provocaban eran mantener relaciones íntimas, socializar después de trabajar, relajarse, almorzar y cenar. Es decir, resulta que las actividades que nos ayudan a sobrevivir como especie son aquellas que mejor nos hacen sentir. Al final de la lista, Kahneman y su equipo encontraron situadas las tareas domésticas, el cuidado de los niños, los desplazamientos vespertinos, el trabajo y —lo peor de todo— los desplazamientos matutinos.

Ahora podrías argumentar que las participantes podrían no recordar con precisión cómo se sentían el día anterior. Tal vez los resultados habrían sido diferentes si se les hubiera preguntado en el momento.

Es una buena observación. Para arrojar luz sobre esto, permíteme hablarte del proyecto Mappiness de George McKerron en la Escuela de Economía de Londres. En este estudio iniciado en 2010, los participantes recibían notificaciones en sus celulares varias veces al día, preguntándoles sobre su nivel de felicidad en ese momento. También debían indicar dónde se encontraban y qué estaban haciendo. Había cuarenta actividades entre las que elegir (trabajar era una de ellas), y podían indicar asimismo si se encontraban solos o acompañados.

Los investigadores lograron recopilar más de un millón de observaciones de individuos británicos y descubrieron que trabajar ocupaba en la clasificación el lugar más bajo de las actividades evaluadas, a excepción de «estar enfermo».

LAS 5 ACTIVIDADES MÁS TOP

¿Cómo afecta lo que hacemos en nuestra felicidad?

Impacto de diferentes actividades en los niveles de felicidad

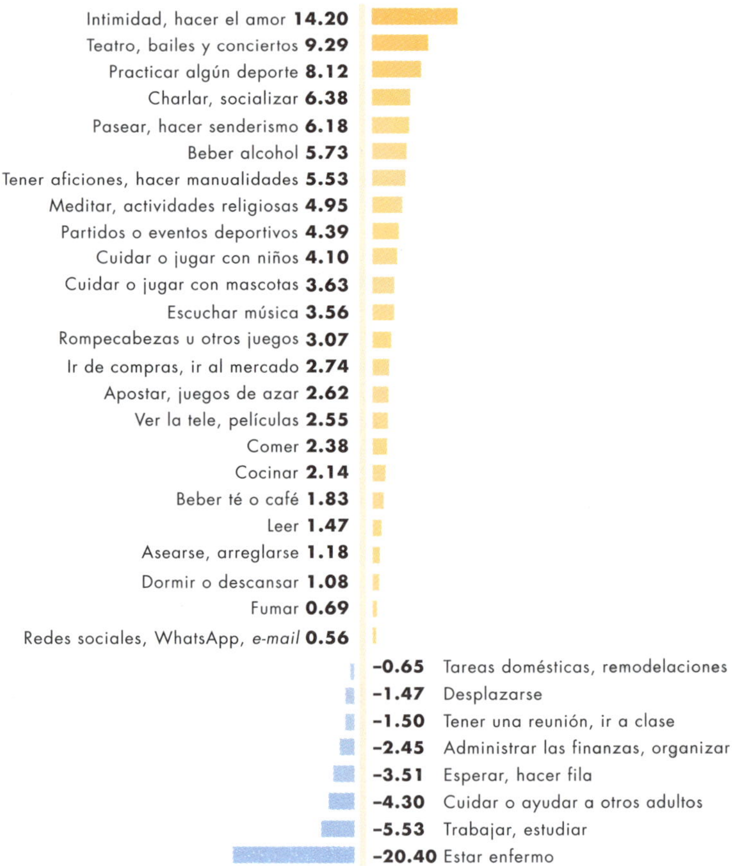

Intimidad, hacer el amor **14.20**
Teatro, bailes y conciertos **9.29**
Practicar algún deporte **8.12**
Charlar, socializar **6.38**
Pasear, hacer senderismo **6.18**
Beber alcohol **5.73**
Tener aficiones, hacer manualidades **5.53**
Meditar, actividades religiosas **4.95**
Partidos o eventos deportivos **4.39**
Cuidar o jugar con niños **4.10**
Cuidar o jugar con mascotas **3.63**
Escuchar música **3.56**
Rompecabezas u otros juegos **3.07**
Ir de compras, ir al mercado **2.74**
Apostar, juegos de azar **2.62**
Ver la tele, películas **2.55**
Comer **2.38**
Cocinar **2.14**
Beber té o café **1.83**
Leer **1.47**
Asearse, arreglarse **1.18**
Dormir o descansar **1.08**
Fumar **0.69**
Redes sociales, WhatsApp, *e-mail* **0.56**
-0.65 Tareas domésticas, remodelaciones
-1.47 Desplazarse
-1.50 Tener una reunión, ir a clase
-2.45 Administrar las finanzas, organizar
-3.51 Esperar, hacer fila
-4.30 Cuidar o ayudar a otros adultos
-5.53 Trabajar, estudiar
-20.40 Estar enfermo

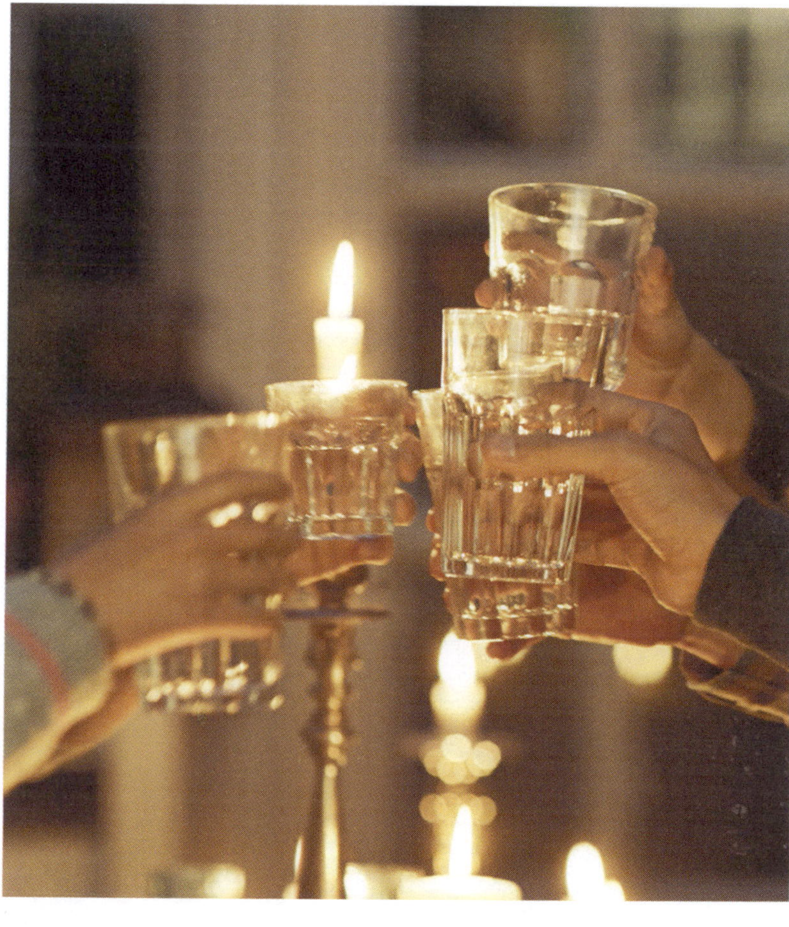

Puede que pienses que esos estudios solo reflejan la realidad de Texas y Gran Bretaña, pero, por desgracia, es similar en el resto del mundo. Según Gallup, solo el 20% de la población mundial se siente satisfecha en el trabajo, mientras que el 62% ha «renunciado discretamente» o se siente desmotivado. «Renunciar discretamente» implica hacer lo mínimo necesario para cumplir con el trabajo, sin dedicar más tiempo ni esfuerzo del indispensable. Y un 18% ha presentado su renuncia o se encuentra visiblemente desmotivado.

Trabajar no solo nos hace sentir menos felices que en otros lugares, sino que puede enfermarnos. En Estados Unidos, los Centros para el Control y Prevención de Enfermedades (CDC, por sus siglas en inglés) encontraron que siete de cada diez personas sufren al menos un síntoma de estrés laboral, como cefaleas regulares, ansiedad o agobio constante. Al escribir en Google «trabajar es», una de las sugerencias más populares para terminar la frase es «una mierda», y creo que eso es lo que siente mucha gente. Pero lo más preocupante es que «trabajar me da ansiedad» y «trabajar me deprime» también figuran entre los primeros resultados.

¿Y qué podemos hacer al respecto? Bueno, un primer paso es leer este libro. ¡Bien hecho!: esto significa que crees que hay algo que podemos cambiar. Sí, «podemos». La felicidad laboral es responsabilidad compartida. No solo depende de la empresa, de tu jefe o de ti; todos tenemos la responsabilidad de mejorarla. En los capítulos siguientes, veremos cómo conseguirlo. También te aconsejaré sobre cómo hacer que tu superior entienda el valor de centrarse en el bienestar de sus empleados. De hecho, te dejo aquí un guion que puedes seguir la próxima vez que hables con él o ella.

Tú: ¿Conoces el estudio realizado por investigadores de la Universidad de Oxford, la Saïd Business School y la Universidad Erasmo de Róterdam sobre la relación entre productividad y felicidad?

Tu jefe/a: (Mintiendo de forma evidente). Claro, pero me encantaría escuchar tu opinión al respecto.

Tú: Como ya sabes, los investigadores De Neve, Ward y Bellet realizaron un seguimiento de los niveles de felicidad del personal comercial de British Telecom. Durante seis meses, encuestaron semanalmente a mil ochocientas personas en seis lugares distintos. Mediante una sencilla encuesta por correo electrónico, se les pidió que calificaran su estado de felicidad de muy triste a muy feliz.

Tu jefe/a: Mmm, sí. De felicidad.

Tú: Exacto, y, a la vez, analizaron los niveles de productividad.

Tu jefe/a: Claro, claro, de productividad. Algo muy muy importante.

Tú: Sí lo es, la verdad. La cuestión es que los investigadores recopilaron datos sobre ausencias, incapacidades por enfermedad, descansos, llamadas por hora y número de llamadas que se convertían en ventas.

Tu jefe/a: Las ventas, la base del negocio. Siempre hay que aumentarlas.

Tú: Bueno, lo que hallaron es que los empleados más felices son los más productivos, es decir, hacían más llamadas por hora, pero, sobre todo, conseguían convertir muchas más llamadas en ventas que el resto. ¿Sabes en qué porcentaje aumenta la productividad ser feliz?

Tu jefe/a: Claro. (Silencio incómodo).

Tú: (Rompiendo el silencio). En un trece por ciento.

Tu jefe/a: Un trece, sí.

Tú: Y los investigadores concluyeron que, aunque la relación entre bienestar y trabajo se ha debatido mucho, era la primera vez que se obtenían pruebas de causalidad: los empleados felices son más productivos. Según el estudio, no es que los trabajadores más felices trabajen más horas, sino que son más productivos cuando trabajan.

Tu jefe/a: Me encantan las ventas. Quiero decir, la ciencia. Me encanta la ciencia.

Tú: Eso me alegra.

También podrías decirle que, según este mismo estudio, los empleados más felices toman menos incapacidades por enfermedad y son más fieles a la empresa, lo que reduce la costosa rotación de personal, así como aporta toda una serie de beneficios que a cualquier jefe debería interesarle. Aumentar la felicidad laboral es lo correcto, pero también tiene sentido desde el punto de vista empresarial.

Además, la pandemia de COVID-19 nos ha hecho reconsiderar el trabajo, replantearnos el cómo, el cuándo y el porqué. Y las compañías, gracias en parte a esto, están reconociendo cada vez más su papel y responsabilidad en la salud mental de sus empleados.

La creciente evidencia de que los trabajadores felices repercuten favorablemente en el balance final es la razón por la que entidades como Google, Airbnb, Amazon y SAP han creado un puesto de director de Felicidad dentro de sus filas ejecutivas.

Volveremos más adelante al concepto de «director de Felicidad». Primero, voy a mandarte algunas tareas —es decir, tareas para alcanzar la felicidad— para ayudarte a aplicar lo aprendido en este capítulo.

TAREAS PARA SER MÁS FELIZ

- ❑ Piensa como un arqueólogo y explora tu propio pasado. ¿Qué trabajos has tenido y qué nota les darías del 0 al 5 en términos de felicidad? ¿Qué cosas buenas y malas tenían tus empleos previos?
- ❑ Empieza a fijarte en qué momentos te aportan *arbejdsglæde* en la actualidad. ¿Qué es lo que ha ocurrido en esa jornada en que vuelves a casa pensando «Hoy ha sido un buen día en el trabajo»?
- ❑ Acepta la complejidad que caracteriza la relación entre trabajo y felicidad. Sí, trabajar puede ser de vez en cuando algo duro y estresante, pero esta no debería ser la norma. Si ves que las cosas no mejoran, quizás sea buena idea cambiar de empleo.
- ❑ Fíjate en qué elementos de tu trabajo o de la felicidad que te produce están bajo tu control y cuáles no. Tal vez no tengas ningún poder para hacer que un jefe tóxico se vaya, pero quizás sí puedas decidir el número de días que vas presencialmente a la oficina o al lado de quien te sientas.
- ❑ Habla sobre el estudio que relaciona felicidad y productividad con tus compañeros y jefes, a ver qué opinan. Intenta averiguar qué les hace estar más felices en el trabajo.
- ❑ Reconoce que tú también compartes cierta responsabilidad a la hora de hablar de satisfacción laboral. Sí, tu empresa y tus superiores deberían preocuparse y pasar a la acción, pero tú también puedes hacerlo.

CAPÍTULO

2

EL SENTIDO DE PROPÓSITO

Y tú ¿qué es lo que haces?

Esta pregunta es, seguramente, una de las más formuladas al conocer a alguien nuevo, junto con «¿De dónde conoces a Frank y Jenny?» y «¿Me pasas el pan, por favor?».

La respuesta a esta cuestión nos ayuda a etiquetar a la gente y, por ende, a seguir una u otra vía de conversación. Yo, por ejemplo, tiendo a encontrarme con dos supuestos, dependiendo de si respondo que trabajo en investigación sobre la felicidad o —igualmente cierto— en estadística.

Imagínate que esto lo hicieran también los animales: «Básicamente, trabajo en la gestión de la cadena de suministro de la industria alimentaria, sobre todo del plátano», diría el chimpancé.

Muchos de nosotros sentimos que nuestra profesión conforma en gran parte nuestra identidad, aunque es algo que puede cambiar con el tiempo. Mi identidad estaba menos ligada a mi trabajo cuando, a los veintidós años, hacía pasteles daneses en el turno de noche de la panadería de mi barrio que cuando, ahora, a los cuarenta y dos, soy escritor e investigador de la felicidad.

Sea como sea, al conocer a alguien nuevo quizás sería más interesante preguntarle no qué es lo que hace, sino «por qué». Después de todo, la respuesta a esa cuestión es un buen indicador de qué tan feliz eres en tu empleo. Sí, trabajamos para llegar a final de mes, pero eso no lo es todo.

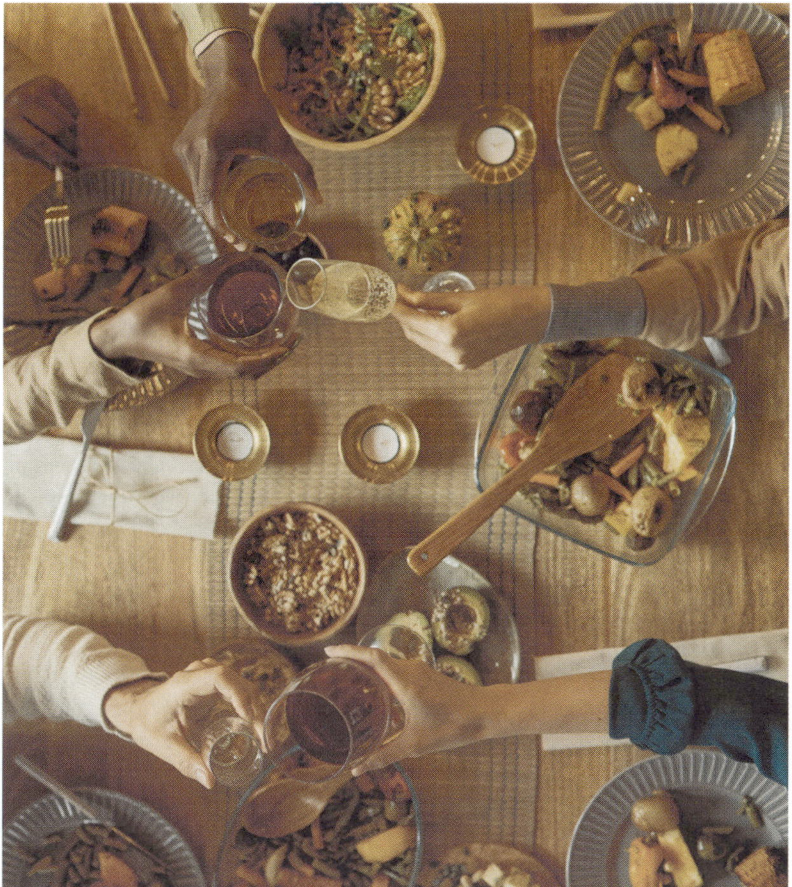

Desde el Instituto para la Búsqueda de la Felicidad llevamos a cabo un estudio en Dinamarca, para analizar los elementos que hacen que algunas personas sean más felices en sus trabajos que otras. Nos dimos cuenta de la importancia del compañerismo, los superiores, sentirte capaz en lo que haces, obtener buenos resultados, el equilibrio entre el trabajo y la vida personal y los niveles salariales. La investigación duró varios años, e incluso la ampliamos a Noruega durante un año (resulta que los noruegos son muy parecidos a los daneses, pero con un idioma más bonito y unos paisajes más espléndidos). Pero, al final, siempre obteníamos las mismas conclusiones, año tras año. Había un factor que siempre destacaba como el más importante a la hora de explicar por qué algunas personas eran más felices, laboralmente hablando, que otras: sentir que se tiene un propósito.

Para realizar el estudio, utilizamos una definición amplia de «propósito», abarcando desde la sensación de estar haciendo del mundo un lugar mejor hasta la de estar realizando una función con sentido, en contraposición a los participantes que sentían que solo estaban moviendo papeles de un sitio a otro. Lo que hallamos, por un lado, fue que las personas que trabajan en empresas pequeñas tienen más posibilidades de sentirse significativas «dentro» de sus compañías. Por otro lado, todos tenemos las mismas posibilidades de sentir que hacemos del mundo un lugar mejor, ya sea que trabajemos en empresas pequeñas o grandes. Y tanto el «gran» significado (hacer del mundo un lugar mejor) como el «pequeño» (tener un papel importante dentro de la compañía en sí) son decisivos para que sintamos que tenemos un propósito y, por ende, que seamos más felices trabajando. Quedó demostrado que nos cuesta mucho menos despertarnos por la mañana y que disfrutamos más de nuestro trabajo si sabemos «por qué» hacemos lo que hacemos. Más adelante, en este mismo capítulo, te hablaré del *job crafting,* una idea que puede ayudarte a encontrarle más sentido a tu trabajo actual y también a descubrir qué otros empleos podrían parecerte más significativos.

En palabras de Antoine de Saint-Exupéry, autor de *El principito:* «Si quieres construir un barco, no empieces por buscar madera, cortar tablas o distribuir el trabajo. Evoca primero en los hombres y las mujeres el anhelo del mar libre y ancho».

Para disfrutar del proceso, debemos entender que, en lugar de buscar la felicidad —pensando en esta como algo que podemos encontrar si buscamos sin descanso—, tenemos que valorar la felicidad de la búsqueda.

Aquellas personas que se dedican a algo que les parece significativo, ya sea construir un barco, crear una empresa o fundar un museo sobre la felicidad, tienden a ser más felices. El fundar el Museo de la Felicidad me llevó a Roma a buscar monedas antiguas de la diosa Felicitas, a comprar 8.2 kilos de caramelos (el promedio que los daneses consumen al año) y a trabajar con mi padre, que se encargó de la renovación del local, todo en el nombre del *hygge*. También me llevó a una incómoda, pero divertida, situación, en la que tuve que preguntarle a Alejandro, mi compañero, si sus padres podrían hacerme el favor de traer a Copenhague, cuando vinieran de visita, una réplica de un relieve pompeyano concreto con la inscripción *Hic habitas felicitas* («Aquí vive la felicidad»). La inscripción fue encontrada en las ruinas pompeyanas sobre el relieve de un falo, de ahí la incomodidad de la situación.

Hablando del Museo de la Felicidad de Copenhague: lo que más me gusta de él es la sala en la que les pedimos a los visitantes que escriban en un *post-it* qué les hace felices. Ahora, las paredes están cubiertas de papelitos amarillos. Las noches de *pizza*, los cálidos abrazos de mi amiga Sophie, los perros, la tarta de manzana de mamá... son solo algunas de las respuestas. Todas maravillosas, así como válidas desde el punto de vista de la investigación sobre la felicidad. Sin embargo, creo que mi nota favorita, más que ninguna otra, es aquella en la que alguien escribió que la felicidad es «una podadora de buena calidad y un gran pasto que cortar». Es fácil saber qué parte del pasto ya cortamos y qué parte no. Y a todos nos gusta ver cómo

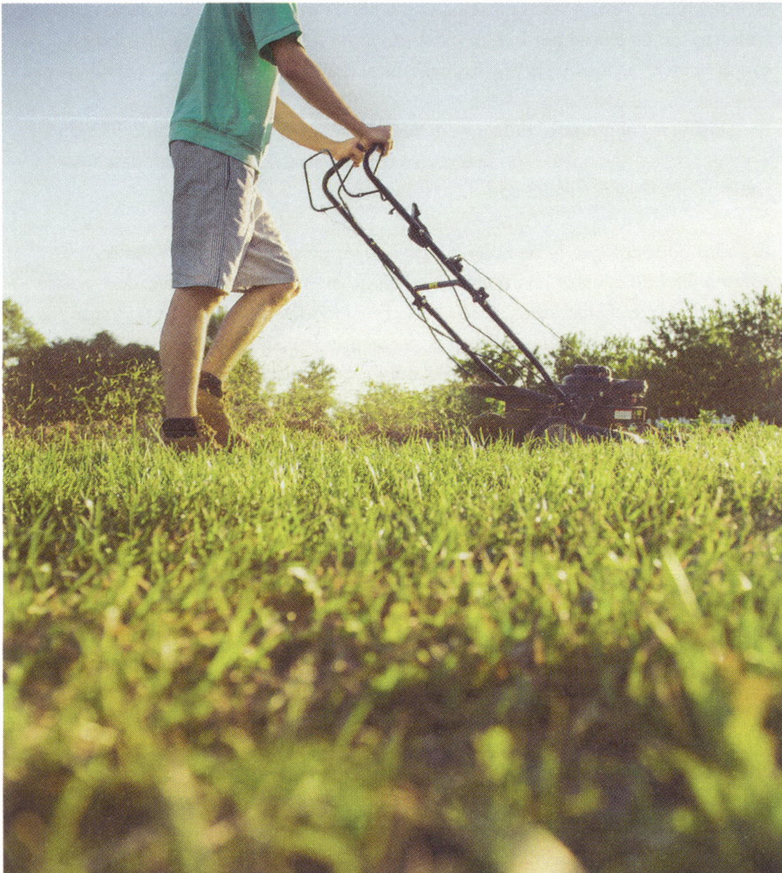

progresamos. Es por eso por lo que la primera capa de pintura es más divertida de dar que la segunda o por lo que, a veces, escribimos en nuestra lista de tareas pendientes cosas que ya hemos hecho: para poder tacharlas (por favor, dime que no soy el único que lo hace).

Ni las notas adhesivas ni el estudio que hicimos sobre el propósito sorprenderían a Dan Ariely, catedrático de Psicología y Economía conductual en la Universidad de Duke.

Como parte de un experimento, Ariely le preguntó a gente aleatoria: «¿Te gustaría armar esta figurita de LEGO Bionicle a cambio de tres dólares?».

Una vez que el participante terminaba de armarla, el investigador la guardaba debajo del escritorio y le preguntaba al voluntario si quería armar otra miniatura, pero esta vez por treinta centavos menos. De esta forma, por construir la tercera se llevaba 2.40 dólares, por la cuarta, 2.10 dólares, etcétera. Este era el escenario del experimento para la mitad de participantes. A la otra mitad también se le ofreció armar miniaturas por el mismo dinero. La única diferencia entre los dos grupos era que una vez que los participantes del segundo grupo habían armado su primera figura y empezaban a trabajar en la segunda, el investigador desarmaba el primer LEGO (en lugar de guardarlo debajo de la mesa, como hacía con el primer grupo). Así pues, solo había dos sets en juego: uno se armaba mientras el otro era desarmado.

Este escenario del experimento era considerado «el escenario de Sísifo», llamado así por el protagonista de un mito griego, condenado a empujar una roca hasta la cima de una montaña durante toda la eternidad: cada vez que lograba alcanzar la cima, la roca volvía a descender el monte, por lo que Sísifo debía empezar de nuevo. Como los participantes del segundo grupo tenían que presenciar que su recién armada figurita acababa deshecha, aceptaron construir un promedio de siete miniaturas antes de declinar armar la siguiente por noventa centavos. Pero esto no ocurrió en el primer grupo. De hecho, en promedio sus integrantes armaron once figuras, es decir, un 60% más. Y no solo eso: aceptaron armar la última completamente gratis, simplemente por disfrutar del proceso.

Puede que este sea un experimento muy sencillo, pero ilustra perfectamente lo que trato de decirte. Si algo tan obvio como saber si la figura que acabas de armar se guarda o se desarma nos hace un 60% más trabajadores e incluso influye en que queramos construir una última solo por diversión, de forma gratuita, ¿hasta qué punto puede afectarnos en la vida real el desempeño de un trabajo con sentido? Y, lo que es quizás más importante, ¿qué podemos hacer para sentir que nuestro trabajo tiene más propósito?

Claro está, en algunas empresas y organizaciones es fácil ver el gran bien que aporta nuestro esfuerzo: los empleados de una ONG que intenta acabar con el hambre en el mundo, por ejemplo, pueden identificar y comunicar fácilmente su propósito. Pero a los trabajadores de una compañía que vende juguetes de plástico para perros puede costarles un poco más (¡los palos son un duro rival!). No obstante, hay muchas formas de ayudar económica o presencialmente. Por ejemplo, algunas empresas les ofrecen a sus empleados la posibilidad de hacer trabajos comunitarios una vez al año. Mis compañeros y yo, por otro lado, decidimos donar los beneficios de un mes del Museo de la Felicidad a la Cruz Roja de Ucrania, en marzo de 2022.

Si ostentas un puesto de poder, hazte las siguientes preguntas: ¿cómo podemos dejar más claro el objetivo a largo plazo de la organización? ¿Cómo les demostramos a nuestros empleados que su trabajo es importante para alcanzar dicho objetivo? ¿Tenemos fuerza financiera para donar parte de los beneficios a obras benéficas? ¿O contamos con alguna forma de mostrarles a nuestros empleados todo el bien que nace de sus esfuerzos?

Ey, jefa, ¿adónde van todos estos muelles?

En primera instancia, algunas tareas pueden parecer absurdas. Por eso, comprender cómo se amoldan en el conjunto —y cómo nuestro trabajo colectivo tiene un impacto positivo en el mundo— les confiere un mayor propósito y las hace más agradables. Hace muchos años, visité una empresa que fabricaba muelles: la forma que tenían de conseguir dar sentido al trabajo de sus empleados era ponerles, una vez al año, una película sobre adónde habían ido a parar los muelles. Estos se utilizaban para muchas cosas distintas, desde alarmas contra incendios hasta camas; es decir, con su esfuerzo ayudaban a salvar a gente de las llamas o a reducir las llagas de los pacientes hospitalizados, entre otros ejemplos. Así pues, la empresa dejaba claro cuál era su objetivo a largo plazo y cómo el trabajo colectivo de sus asalariados tenía un impacto real en las vidas de otras personas.

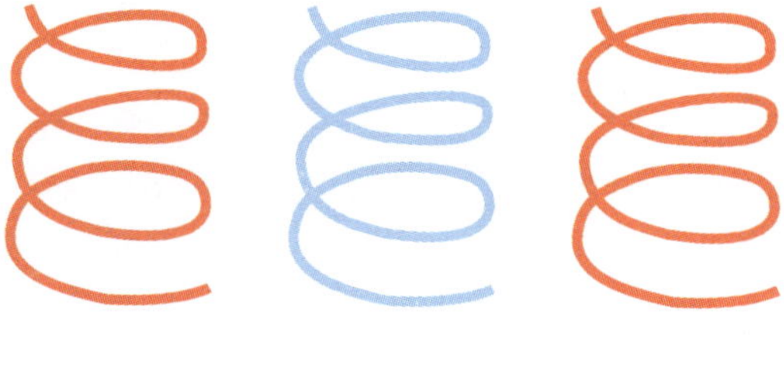

Si tus superiores no son capaces de entender la importancia de lo que acabamos de ver, quizás les interesaría saber que la gente que siente que con su trabajo hace del mundo un lugar mejor está dispuesta a cobrar menos. El estudio «What Price the Moral High Ground?» («¿Qué precio tiene la moral?»), dirigido por Robert Frank y llevado a cabo en la Universidad de Cornell, analizó las preferencias laborales de una muestra de estudiantes universitarios de último curso. Se les ofrecieron dos trabajos parecidos como redactor publicitario, pero para dos entidades distintas: la Asociación Americana contra el Cáncer y Camel, la empresa tabacalera. ¿Para cuál elegirías trabajar si el salario en ambas fuera el mismo?

En el estudio, un 88.2 % eligió la primera opción. Pero ¿qué salario sería necesario que te ofrecieran para que prefirieras trabajar para Camel? El promedio fue de 24333 dólares anuales... y hay que tener en cuenta que esta investigación data de 1996, por lo que esa cantidad equivaldría actualmente a 46397 dólares. Así que sí, la moral tiene un precio, pero quizás también de felicidad.

¿Dónde hallar un propósito?

«A ver, me parece maravilloso —puede que estés pensando—. Tener un propósito suena genial, pero ¿dónde puedo encontrarlo? He buscado en todos lados y no lo encuentro en ninguna parte... ¡y eso que tengo incluso Amazon Prime!».

Bueno, si estás pensando en cambiar de trabajo o si estás a punto de salir al mundo laboral y no sabes qué profesión te gustaría ejercer, puede que este estudio de PayScale te ayude. PayScale es una compañía que recopila información acerca de salarios y profesiones gracias a más de 50 millones de personas con más de 10000 puestos de trabajo únicos. Con esos datos podemos analizar la igualdad salarial y los niveles de retribución, pero también la satisfacción laboral de los empleados y su sentido de propósito. De los más de quinientos puestos de trabajo sobre los que se dispone de datos suficientes, el más significativo es el del clero, donde el 98% de los encuestados declaran tener un alto grado de satisfacción. Los profesores y los cirujanos ocupan el segundo y tercer lugar.

Y, además, si nos fijamos en el top treinta, descubrimos que existen patrones consistentes. Los trabajos relacionados con la educación y la salud (tanto física como psicológica) son los que ostentan los puestos más altos. Aun así, hay algunas sorpresas: por ejemplo, jamás me habría imaginado que los operadores de plantas de tratamiento de aguas y residuos líquidos estarían entre los treinta primeros, pero me alegro de que así sea.

Top 25 de trabajos con propósito

Porcentaje de personas que encuentran en su empleo un sentido de propósito

1. Clero 98%
2. Profesores de Lengua y Literatura en la educación superior 96%
3. Cirujanos 96%
4. Directores, actividades religiosas y educación 96%
5. Administradores de educación primaria y secundaria 95%
6. Radioterapeutas 93%
7. Quiroprácticos 92%
8. Psiquiatras 92%
9. Anestesiólogos 91%
10. Asesores de rehabilitación 91%
11. Psicólogos 91%
12. Profesores de educación infantil, excepto educación especial 91%
13. Epidemiólogos 91%
14. Logopedas 90%
15. Orientadores 90%

16 Médicos de familia 90%

17 Técnicos de aparatos médicos 90%

18 Jefes de policía y detectives 90%

19 Fisioterapeutas 90%

20 Administradores de preescolar y guardería 90%

21 Otros tipos de médicos y cirujanos 89%

22 Asesores de salud mental 89%

23 Pediatras 88%

24 Psicólogos clínicos, de orientación y escolares 88%

25 Directores musicales y compositores 88%

En los últimos puestos de la lista de quinientos empleos encontramos trabajos como el de vigilante de estacionamiento, jefe de planta de casino y empleado de mostrador y alquiler, con un 5, 20 y 26% de sentido respectivamente. Por supuesto, esto no quiere decir que no se pueda hallar propósito en esos trabajos o experimentar un alto nivel de satisfacción laboral (si yo fuera vigilante de un estacionamiento, escucharía muchísimos pódcast), pero si quieres conocer las probabilidades de encontrar un trabajo con sentido, la mejor apuesta parece ser uno en el que se ayude a la gente de alguna manera.

Esta lista puede resultarte útil si no sabes qué profesión te gustaría ejercer, pero ¿qué hacer si uno es vigilante de estacionamientos o empleado de mostrador, o si ya está jubilado? Bueno, pues en ese caso quizás la mejor opción sea buscarle un sentido a tu vida fuera del trabajo remunerado.

Participar en un voluntariado

Cerca de un 40% de daneses hacen voluntariado. Enseñan bádminton, dirigen grupos de *scouts,* pasean en bicicleta a personas mayores para visitar lugares de su infancia, y otras mil brillantes acciones. Deciden ser voluntarios por marcar la diferencia, pero también para pasárselo bien y ser una parte activa de su comunidad (yo todavía mantengo amistades que hice en Cruz Roja Juventud hace veinte años). Lo que las investigaciones sobre la felicidad nos dicen es que la gente que hace voluntariado alcanza mayores grados de satisfacción vital que el resto de la población.

Quizás esto se deba a que así se adquiere un sentido de propósito fuerte, se entablan amistades o se conoce de primera mano cómo viven algunas personas menos afortunadas que nosotros, lo que puede hacer que nos sintamos más agradecidos por todo lo que tenemos. Además, tal vez también tenga que ver con que el voluntariado añade una capa más de profundidad a tu identidad. ¿Recuerdas que hablamos de cómo los niveles de felicidad descendían al quedarse sin empleo? Bueno, pues este descenso no es tan significativo cuando se es parte de un voluntariado. Sí, pierdes tu sueldo... pero sigues sintiendo que tu existencia tiene un sentido, así como sigues relacionándote con otras personas y pudiendo responder a la pregunta «Y tú ¿qué es lo que haces?».

Si te interesa todo el tema del voluntariado, pero no tienes ni idea de por dónde empezar, consulta páginas web especializadas. No obstante, soy consciente de que no todo el mundo cuenta con el tiempo necesario para hacer voluntariado. Así que otra opción para hallar propósito en tu día a día es reformular la forma en que piensas sobre tu trabajo.

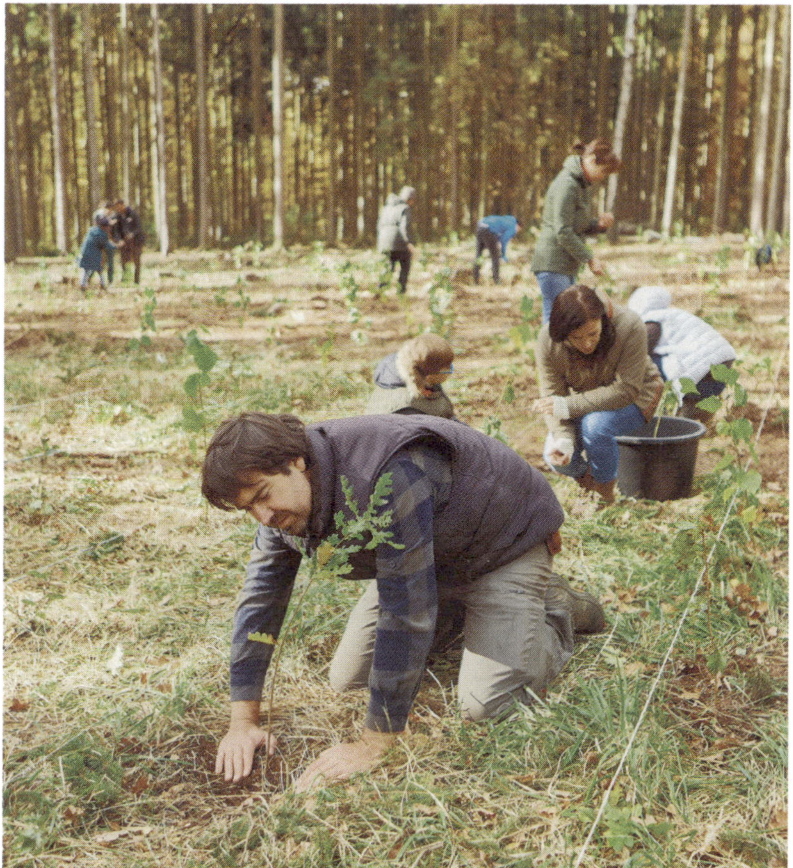

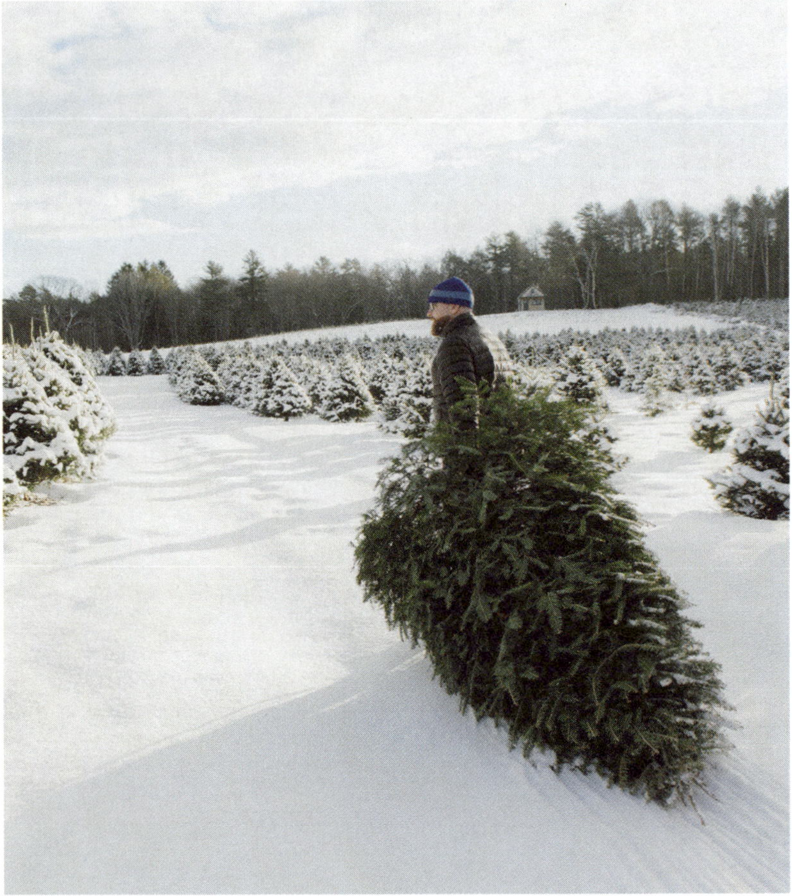

Job Crafting

Durante siete años me dediqué a vender árboles de Navidad en diciembre (aquí tienes un consejo maravilloso: diciembre es el mejor mes del año para vender árboles de Navidad). Mi amigo Jess y yo comprábamos los arbolitos en una zona rural de Dinamarca y los transportábamos hasta Copenhague, donde los vendíamos por el doble de su precio original. Era muy divertido: teníamos que estar al aire libre, trabajar con un hacha, una sierra, un martillo y clavos, y nuestra pequeña tienda se encontraba situada en una bonita plaza antigua del centro de Copenhague. Todos los años venía una señora mayor buscando crear un poco de magia navideña para sus nietos. Traía a su familia a nuestra tienda y el guion era que yo había escondido el árbol perfecto para un hogar especial y lleno de cariño, y ese era el suyo.

Otro aspecto que me gustaba de aquel trabajo era que podíamos ajustar los precios a nuestro antojo. Cuando un presumido, después de señalarme un árbol y pedirme que lo metiera en la cajuela de su Mercedes, me preguntaba por el precio, le decía uno diferente al que le daba a un cliente que parecía ser padre soltero y que se informaba de los precios antes de decantarse por un árbol pequeño. No sé, para mí era más fácil disfrutar del trabajo añadiéndole esa pizquita de Robin Hood. En ese momento no tenía ni idea, pero, sin saberlo, estaba haciendo algo llamado *job crafting*.

Un número cada vez más creciente de estudios afirman que mirar con otros ojos tu trabajo puede ayudarte a alcanzar una satisfacción laboral mayor. Las responsables de acuñar el término *job crafting* para referirse a este ejercicio de perspectiva fueron Amy Wrzesniewski —en la actualidad, profesora de Comportamiento Organizacional en la Escuela de Administración de Yale— y Jane Dutton —profesora emérita de Administración de Empresas y Psicología en la Escuela de Negocios Ross, en Míchigan—, cuyas investigaciones al respecto fueron publicadas por primera vez hace más de veinte años. Desde entonces, han evaluado a profesionales del sector tecnológico, a limpiadores de hospitales, a trabajadores de fábricas y a empleadas de una ONG defensora de la mujer.

Amy, Jane y su equipo se dieron cuenta de algo que marcaba la diferencia entre los limpiadores de hospital: algunos de ellos se percibían como limpiadores, simplemente, mientras que otros elegían centrarse en ciertos detalles o incluso se tomaban en serio tareas que el trabajo en sí no demandaba, como hacer reír a la gente. Este era el caso de un hombre que fue entrevistado en el curso del estudio. Como parte del personal de limpieza del hospital, su empleo consistía en limpiar los vómitos de la gente que sufría náuseas a causa de la quimioterapia. Pero él consideraba que la limpieza en sí solo era una parte de su trabajo: su tarea más esencial era animar a aquellas personas que veía tristes. Según él, su día a día radicaba en hacer reír a la gente. Si un paciente se sentía avergonzado por haber vomitado, él le soltaba su típica broma: «Por favor, para mí esto es genial: así es como me gano la vida. Si en el futuro, encima, consigues apuntar al suelo, mejor. Me vendrían muy bien unas horas extra».

Todos tenemos una lista de tareas pendientes. Sin embargo, muchos de nosotros contamos con la oportunidad de redefinir lo que, realmente, hacemos en el trabajo, pudiendo así incorporar en nuestra rutina más cosas de las que disfrutar.

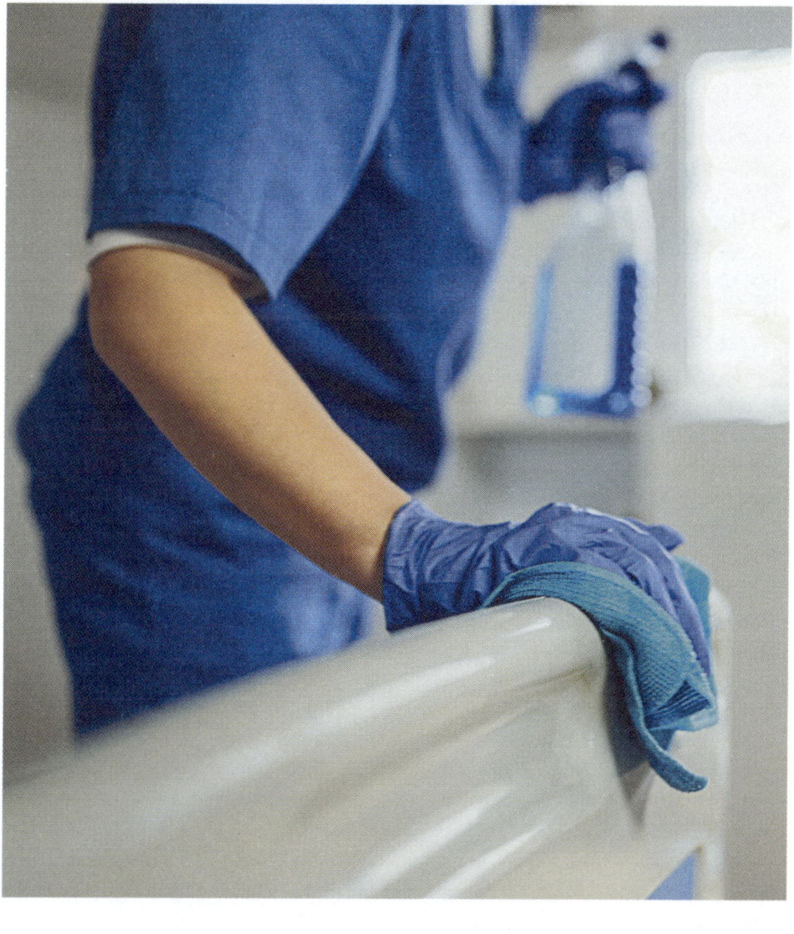

CONSEJO PARA SER FELIZ: ARCHIVO DE SONRISAS

Hace poco recibí un mensaje de una antigua becaria del Instituto para la Búsqueda de la Felicidad. En él, me felicitaba por el décimo aniversario de la organización; también me contaba que aún le afectaba para bien el tiempo que había pasado con nosotros en 2014: «Sigo paseando y charlando con gente y optando por la opción vegana en la cafetería del trabajo, y también sigo siendo amiga de Maria y Kjartan». Saber todo eso me hizo feliz, así que lo guardé directamente en mi archivo de sonrisas.

La primera vez que escuché hablar de la idea de un archivo de sonrisas fue cuando la revista *Fortune* designó a la empresa Ruby Receptionist como la mejor compañía estadounidense para la que trabajar en 2015. Una de las iniciativas que la entidad había adoptado consistía en darles a los recién contratados un cuaderno llamado «archivo de sonrisas», junto con el consejo de escribir en él los buenos comentarios recibidos por parte de compañeros, clientes y superiores. Tanto si utilizas con un cuaderno como si decides usar tu computadora o tu celular, es una práctica barata y fácil, y resulta muy útil tenerla a la mano en esos días en los que las cosas no salen como quieres.

Superconsejo: un archivo de sonrisas también te será muy útil a la hora de enfrentarte a una entrevista de trabajo o una evaluación laboral. Tendemos a ser nuestro peor crítico y a recordar mucho mejor los comentarios negativos que los positivos, así que esta es una buena forma de no olvidarlos.

Por eso, si quieres elogiar a un compañero, proveedor o superior (los jefes y las jefas también son personas), lo mejor es que lo hagas por escrito. Independientemente de lo que sea, recopilar las pruebas de que tienes un impacto positivo en tu mundo es un truco fácil para llenar de sentido tu trabajo.

En el trabajo, el propósito es más importante que la felicidad

Este libro trata sobre la felicidad en el trabajo. Sin embargo, como investigador de la felicidad que soy, me siento obligado a subrayar la importancia del propósito y del significado a la hora de alcanzar una mayor felicidad, sea del tipo que sea.

El propósito es tan fundamental para nuestro bienestar que, cuando los investigadores medimos la felicidad o la buena vida, a menudo incluimos una dimensión específica en torno al significado y el sentido. Y esto no es que sea algo nuevo. Un pionero en este campo fue Aristóteles, quien escribió mucho acerca de la felicidad. De entre todos sus escritos, creo que hay una frase que sigue teniendo la misma fuerza hoy en día: «La felicidad es el sentido y propósito de la vida, el objetivo y la finalidad de la existencia humana». Pero, de nuevo, no soy imparcial, claro está. La felicidad para este filósofo se encontraba en una vida significativa y con sentido, nacida de actuar en pos de la justicia y la virtud. Por eso, en las investigaciones, esto suele denominarse «dimensión eudemónica» o «eudemonía», que es la antigua palabra griega que utilizaba Aristóteles para referirse a la felicidad. Esta idea contrasta con la concepción más tradicional de la felicidad como placer o hedonismo.

El hedonismo suele tener mala reputación, pero yo diría que necesitamos ambos elementos: para mí, una buena vida implica tanto un sentido de propósito como una buena dosis de placer. Sin embargo, mucha gente tiende a descuidar el sentido y el significado, lo que conduce a un menor nivel de satisfacción vital.

Por ello, es importante ser consciente de su relevancia y tenerlo en cuenta. ¿Cómo hacerlo? Para abordar una cuestión tan amplia y compleja como el propósito, es útil tener en cuenta algunas de las preguntas que se incluyen en los cuestionarios de bienestar eudemónico.

En una escala de 0 (completamente en desacuerdo) a 4 (totalmente de acuerdo), ¿qué puntuación le darías a cada una de las siguientes afirmaciones?

- Siento que me implico profundamente en muchas de las cosas que hago a diario.
- He descubierto quién soy de verdad.
- Me siento mejor cuando hago algo en lo que vale la pena invertir mucho esfuerzo.
- Me importa más disfrutar de lo que hago que impresionar a otras personas.
- Sé qué quiero hacer con mi vida.
- Conozco mi potencial, sé cuáles son mis fortalezas e intento desarrollarlas siempre que puedo.
- Mi vida se sustenta en una serie de creencias que aportan sentido a mi existencia.
- Participar en actividades para las que necesito utilizar mis fortalezas y mi potencial me despierta el sentimiento de estar viviendo de verdad.
- He hallado el sentido de mi vida.
- Entiendo por qué algunas personas se esfuerzan tanto por conseguir algo que desean.

TOTAL

- Si has obtenido 0-20 puntos, deberías revisar este capítulo para reflexionar sobre cómo encontrar más sentido en tu trabajo y tu vida.

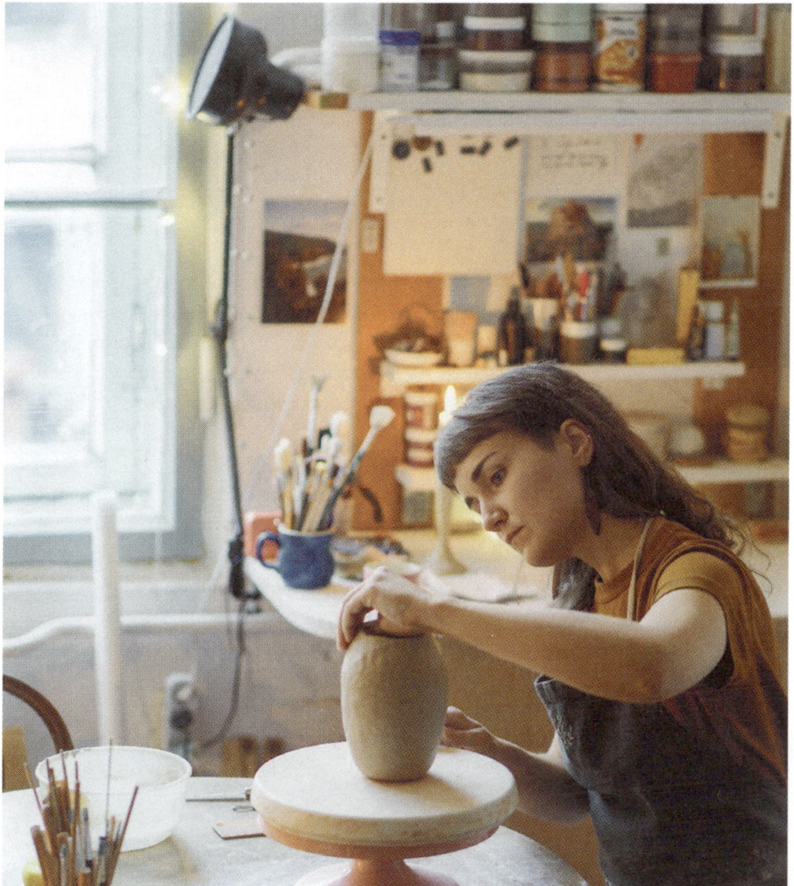

Specialisterne

«Mi hijo fue diagnosticado con autismo cuando tenía tres años», cuenta Thorkild Sonne, fundador y director de Specialisterne.

Al conocer la noticia, Thorkild empezó a informarse sobre el futuro que, supuestamente, le esperaba a su hijo. Era desolador. Las personas en el espectro del autismo tienden a sufrir más acoso, abandono escolar y rechazo laboral. En la Unión Europea, menos del 40% de aquellos que afirman que su discapacidad limita su capacidad para trabajar tienen empleo. En Estados Unidos, la cifra baja hasta el 20%.

«Pero yo quería que mi hijo contara con las mismas oportunidades que cualquier otra persona». En aquel momento, Thorkild era director técnico de una compañía de informática. Desde su puesto, se dio cuenta de que las capacidades de las personas con autismo podían ser un activo infravalorado: había innumerables personas neurodivergentes cualificadas que querían contribuir a la sociedad, pero cuyo talento se pasaba por alto, en detrimento del mundo empresarial tanto como de dichos individuos.

Así que Thorkild fundó en 2004 Specialisterne («los especialistas», en danés), una empresa cuyo objetivo es ayudar a las personas neurodivergentes a prosperar, buscándoles un buen empleo.

«Hemos creado un espacio de entendimiento común y un lugar donde las personas autistas pueden destacar en el trabajo. Intentamos comprender a las personas con autismo desde el punto de vista de su perfil empresarial. Y nos aseguramos de que la persona en cuestión se sienta a gusto; de conocer sus motivaciones, su capacidad de trabajo, sus aptitudes profesionales y personales. Luego, derivamos esos conocimientos a los directivos de las distintas compañías para establecer, junto con la persona al mando, recursos humanos y sus futuros compañeros, el entorno de trabajo más adecuado».

Thorkild y su equipo creen que una plantilla que aprovecha el talento de la sociedad por completo es mejor para todos. Y, encima, hay evidencia que prueba que una mano de obra más inclusiva es beneficiosa para las empresas. «La responsabilidad social mejora los buenos proyectos», afirma Lars Jannick Johansen. Lars es fundador y socio de Den Sociale Kapitalfond («Fondo de Capital Social»), entidad que busca crear réditos atractivos que tengan un impacto social positivo. Además, siendo completamente sincero, Lars es también un antiguo jefe mío, y seguimos reuniéndonos bastante a menudo para tomar café en su oficina, situada junto a uno de los canales de Copenhague. Desde 2011, el Den Sociale Kapitalfond ha invertido y trabajado con más de ciento cincuenta entidades que tienen un impacto social, con un rendimiento bruto anual de la inversión del 37% en su último ejercicio. Es un maravilloso ejemplo de cómo el impacto social no tiene por qué ser incompatible con el beneficio económico. La inclusión social significa centrarse en el potencial de las personas, así como reforzar la cultura corporativa, el atractivo del lugar de trabajo y la marca de la empresa. O, en palabras de Lars: «La inclusión social es un indicador de liderazgo empresarial de calidad».

Actualmente, Specialisterne opera en doce países y ha estado detrás de la creación de más de 10000 puestos de trabajo para personas con diferentes habilidades. El objetivo que persigue es generar empleos significativos para un millón de personas neurodivergentes mediante el emprendimiento social, el compromiso del sector empresarial y un cambio de mentalidad global.

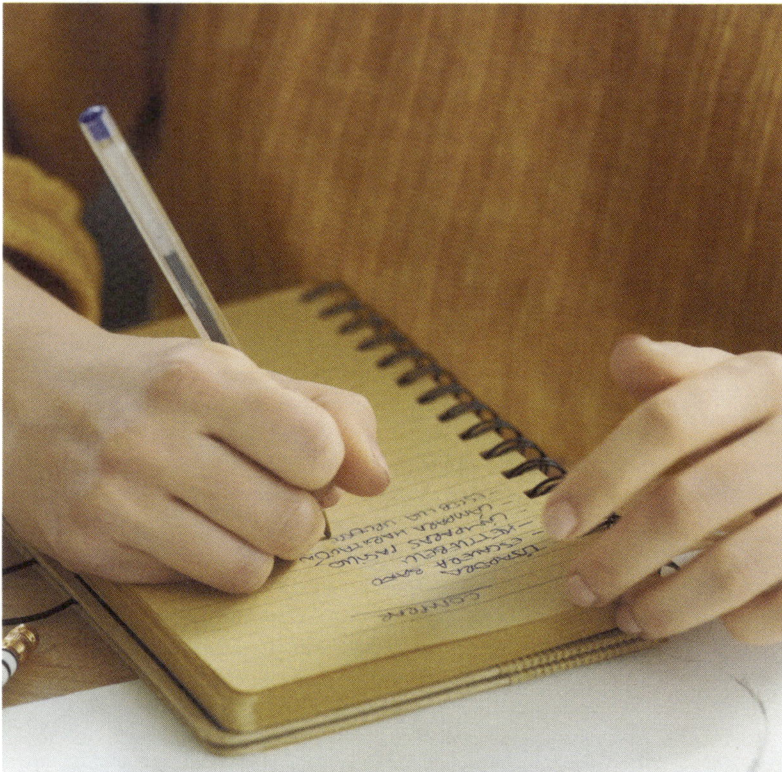

El principio del progreso

A todos nos importa sentir que avanzamos, notar nuestro progreso. Hay una cierta satisfacción que surge de mejorar y superar obstáculos. «Por fin he vencido a ese *bug* —escribió en su diario Tom, un programador que intentaba solucionar un fallo de *software (bug)*—, el error que llevaba frustrándome toda la semana. Puede que a ti esto no te resulte de ningún interés, pero mi vida es muy monótona, por lo que esto es para mí todo un acontecimiento. En realidad, nadie lo sabe aún. Tres de los miembros del equipo que saben del *bug* no se encuentran hoy aquí, así que no me queda otra que regocijarme en soledad».

Este escrito del diario de Tom es uno de los casi 12000 registrados por 238 empleados provenientes de siete empresas distintas que Teresa Amabile, profesora de Administración de Empresas en la Harvard Business School, recolectó para estudiar cómo el entorno laboral puede afectar la motivación. Justo la citada reflexión de Tom era un símbolo del principal descubrimiento del estudio, hallazgo que llamaron «principio del progreso».

Lo que Amabile y su equipo descubrieron fue el poder de las pequeñas victorias. Según afirma la propia investigadora: «De todas las cosas que pueden despertar las emociones, la motivación y las ideas durante un día de trabajo, la más importante es sentir que se progresa en una tarea significativa». Incluso el más pequeño avance puede levantarte el ánimo enseguida. O, en otras palabras, un pequeño paso para el proyecto puede ser un gran paso para la felicidad laboral. Esos son, al fin y al cabo, los mejores días en el trabajo. De hecho, según los estudios, la causa que más caracteriza a los peores días son los contratiempos.

A mí me gusta aplicar el principio del progreso cuando trabajo en algo tan grande como escribir un libro. Todos los días calculo cuánto he avanzado, en este caso en número de palabras escritas. Eso me ayuda a ver cómo progreso a diario, por poco que sea, alcanzando así una pequeña sensación de logro.

TAREAS PARA SER MÁS FELIZ

- ❑ Pregúntate si a tu trabajo actual le falta contar con un gran propósito (¿estás haciendo del mundo un lugar mejor?) o con uno pequeño (¿lo que hago es significativo para la empresa?). ¿Hay algo que puedas hacer para cambiar la situación?
- ❑ Plantéate hacer voluntariado o buscarte un trabajo secundario, no para obtener ingresos extra, sino para llenar tu vida de más sentido.
- ❑ Crea tu propio archivo de sonrisas. Guarda en él todo lo que pruebe que tienes un impacto positivo en las personas con y para las que trabajas.
- ❑ Prueba el *job crafting*. ¿Hay alguna perspectiva sobre tu trabajo que hayas obviado hasta el momento? ¿Tiene tu empleo actual elementos significativos que puedas mejorar, en los que puedas centrarte o que puedas añadir?
- ❑ Registra cualquier avance que hagas, sin importar cuán pequeño sea. El fulgor del logro te motivará a seguir trabajando en pos de tu objetivo.

CAPÍTULO

3

SER FLEXIBLE, CONFIAR Y CONECTAR

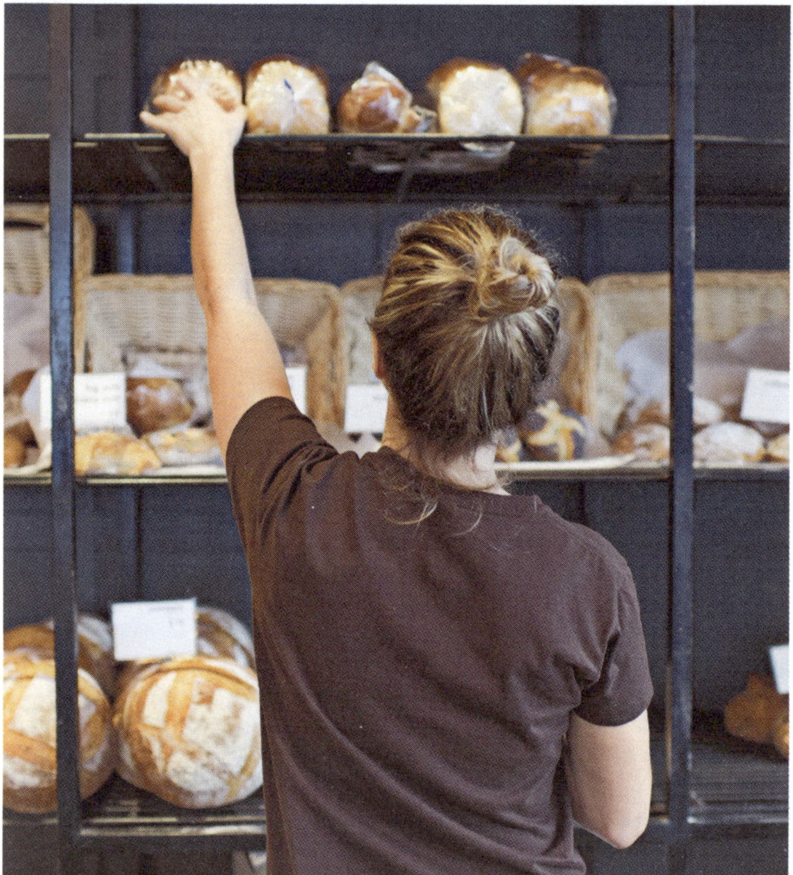

El otro día entré en la panadería que está abajo de mi casa. Cual investigador despistado que soy, tiendo a olvidar cosas, y en esta ocasión fue mi cartera. Pero necesitaba un rollito de canela: era una emergencia *hygge*. Por suerte, a Freja le tocaba trabajar. Me conoce tan bien que, a veces, incluso empieza a prepararme el café que siempre pido cuando me ve estacionando la bici afuera. Así que el hecho de que hubiera olvidado la cartera no supuso ningún problema: ella sabía perfectamente que volvería al día siguiente.

Esta escena me sirve para ilustrar cómo la confianza nos facilita la vida: es algo que permite que las transacciones e interacciones fluyan mejor. Que los demás conozcan tu nombre y tú el suyo, y algún detalle sobre ellos, lo simplifica todo. El padre de Freja trabaja en el hospital. A Signe, de la cafetería de mi barrio, no le gusta que ordenes con los audífonos puestos, y en mi pescadería les regalan un pastel de pescado a los hijos de los clientes.

La confianza define no solo a Dinamarca, sino al quinteto nórdico; eso y nuestro amor por el arenque en escabeche, por supuesto. Los cinco países —Dinamarca, Suecia, Noruega, Finlandia e Islandia— presentan entre su población altos niveles de confianza. Hay confianza hacia los vecinos, la policía y el Gobierno, y entre directivos y empleados. Los daneses confían en que sus superiores tomarán las decisiones correctas, y ellos a su vez confían en sus trabajadores. Se espera de todos que asuman su responsabilidad y hagan su parte, aunque nadie los esté vigilando.

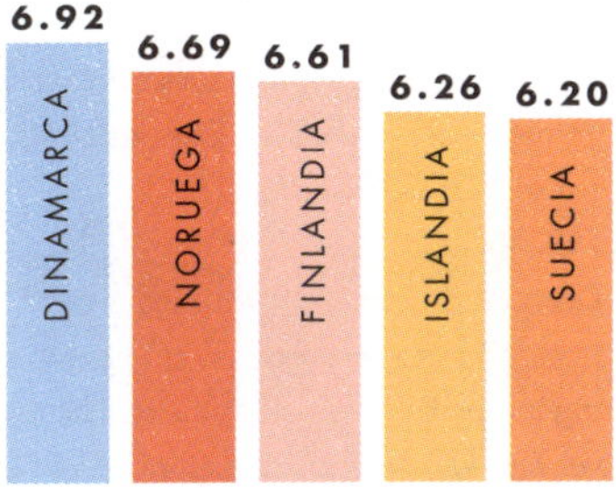

Según la Encuesta Social Europea, los daneses son las personas más confiadas de las treinta y seis naciones del continente. Para conocer los niveles de confianza, se usó una sola pregunta: en una escala de 0 a 10, donde 0 es «Nunca se es demasiado precavido» y 10 significa «Se puede confiar en la mayor parte de las personas», «¿crees que puedes confiar en la mayoría de la gente?» Los daneses obtuvieron un promedio de 6.92 puntos, seguidos de otras poblaciones nórdicas.

«En Dinamarca tenemos algo absolutamente extraordinario y único: nuestro alto nivel de confianza mutua. Esto enriquece nuestra sociedad —afirma Gert Tinggaard Svendsen—. Nos permite no tener que controlar ni vigilar constantemente a los demás. Y el control es caro. Muy caro».

Conocí a Gert en una pequeña cafetería cercana al Museo de la Felicidad, en Copenhague. Es profesor de Ciencias Políticas en la Universidad de Aarhus, en Dinamarca, y uno de los mayores expertos del mundo en el tema de la confianza. Su lema es: «Controlar está bien. Confiar es más barato».

Empecé a interesarme en este tema cuando de joven, en los años noventa, viajé a Estados Unidos, a la Universidad de Maryland. Mi superior, Mancur Olson, me hizo muchas preguntas sobre por qué Dinamarca y el resto de los países nórdicos funcionan tan bien económica y socialmente. Yo no sabía qué responderle. Y luego conocí a Douglas North, el laureado en Ciencias Económicas, quien también me bombardeó con preguntas sobre mi país. A él y a los demás les interesaba lo que llamaban el «rompecabezas nórdico». ¿Es que acaso Dinamarca tenía algún recurso secreto, como, por ejemplo, una salsa de receta desconocida? Al final ¡terminé hartándome! Yo me había mudado a Estados Unidos para aprender... y resulta que allí solo querían saber más de Dinamarca.

Después de que Gert volviera a casa, esas preguntas siguieron persiguiéndole... o inspirándole. Se preguntó si la clave del rompecabezas nórdico podía encontrarse en algún detalle que, normalmente, los economistas no estudiaran. Algo que no tuviera que ver con las materias primas ni con la educación, sino con la gente en sí. De esta forma, desarrolló la teoría de que la clave se encontraba en la confianza: «En los países nórdicos contamos con una cantidad de confianza excepcionalmente grande», afirma.

Es por esto por lo que en dichas naciones puedes encontrarte a un bebé durmiendo en su cochecito fuera de una cafetería, mientras sus padres están dentro. O puestos de frutas y verduras supuestamente desatendidos en las esquinas: basta con dejar el dinero correspondiente en el bote o con hacer una transferencia.

La confianza es importante para nuestra felicidad, ya que nos ayuda a preocuparnos menos, pero, también tiene un efecto positivo en el trabajo. Como ya dijimos, los países nórdicos disfrutan de algunos de los niveles de confianza más altos del mundo, pero en todo el globo hay gente digna de confianza, mucha más de la que creemos. Para estudiar la honradez, a veces los investigadores dejan por ahí carteras con algo de dinero y un DNI, o el número de celular del supuesto propietario apuntado, y luego contabilizan cuántas carteras han sido devueltas y cuántas de ellas con el dinero intacto. El estudio más grande al respecto contó con 17000 carteras «abandonadas» por todo el mundo. De ellas, fueron devueltas un promedio de un 50% con el dinero dentro. Curiosamente, tendemos a infravalorar el número de carteras que creemos devueltas. Así que puede que valga la pena confiar en la gente más de lo que lo hacemos. Al menos, en el trabajo puede compensarnos bastante. Pero, exactamente, ¿qué ganamos al confiar en los demás?

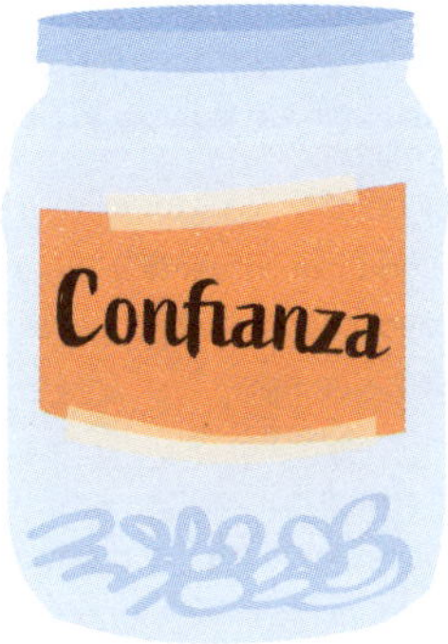

Qué ganamos con la confianza

Empleado: Ey, jefe, pareces un poco cansado. ¿Estás descansando lo suficiente? ¿Estás estresado?

Jefe: No, no, estoy bien. Muy bien. Muy productivo.

Empleado: Me alegro por ti, jefe. Por cierto, ¿conoces el estudio de Astrid Richardsen, un profesor de una escuela de negocios noruega, en el que se analizaba a casi tres mil *managers*?

Jefe: Uy, sí, pero me encantaría oírte hablar de él.

Empleado: La conclusión de la investigación fue que el nivel de confianza que un *manager* tiene en sus empleados es un predictor de si le será diagnosticado estrés. El profesor Richardsen cree que los directivos y directivas que confían en los demás son mejores a la hora de delegar, reduciendo así su propia carga de trabajo y, por ende, su estrés.

Controlar a tus empleados puede garantizarte que un par de holgazanes trabajen más, pero también puede provocar que mucha gente, resentida por la vigilancia y la desconfianza, decida trabajar menos.

Según la *Harvard Business Review,* las investigaciones demuestran que, cuando una compañía decide confiar en sus trabajadores, la productividad de estos y la calidad de sus tareas aumentan. Por lo tanto, no solo los *managers* se benefician de la confianza.

Al comparar a los empleados de empresas con altos y bajos grados de confianza, los investigadores concluyeron:

74% menos estrés

50% más productividad

106% más energía en el trabajo

76% más compromiso

13% menos incapacidades por enfermedad

40% menos trabajadores agotados

Además, los empleados de compañías con altos grados de confianza disfrutan de sus trabajos un 60% más.

Puede que por eso el 88% de los trabajadores de este tipo de empresas recomiendan trabajar ahí a sus amigos y familiares, y por qué un 50% más deciden permanecer en la misma entidad durante el próximo año. Así pues, trabajar en una organización con un alto nivel de confianza tiene muchas ventajas, y hay múltiples razones para que las empresas lo fomenten.

De todos modos, esto no es nuevo para muchas entidades. En 2016, una encuesta global de PwC (PricewaterhouseCoopers) reveló que un 55% de directivos veían la falta de confianza mutua como una amenaza para el crecimiento corporativo. Sin embargo, la mayoría casi no ha hecho nada al respecto, quizás porque no saben por dónde empezar.

Genial, entonces resulta que la confianza mutua es necesaria. Pero ¿cómo podemos conseguirla? ¿Cómo podemos construirla?

CONSEJOS PARA SER FELIZ: CINCO FORMAS DE CREAR CONFIANZA EN EL TRABAJO

1. Actúa con honestidad. La manera más rápida de arruinar la confianza es mentir. Para construir una relación de confianza mutua, la sinceridad es fundamental. Si no sabes algo, pide ayuda. La gente casi siempre responde positivamente cuando admitimos desconocer algo.

2. Escucha desde la empatía. Para que la gente confíe en ti, es vital que se sientan escuchados, vistos y comprendidos.

3. Valora tus relaciones. Construye relaciones y conexiones a largo plazo, y cuídalas. Propicia oportunidades para que los empleados se relacionen entre sí. Participa en actividades que fomenten el sentimiento de pertenencia y unión.

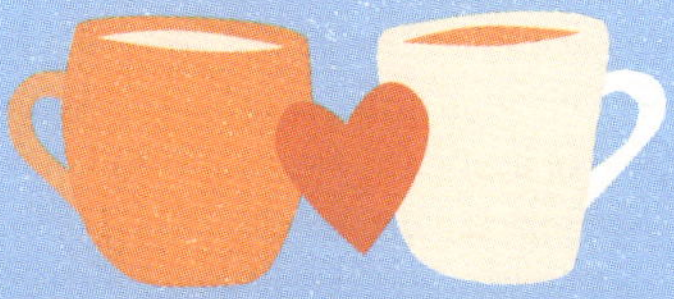

4. Sé fiel a tu palabra. Si dices que vas a hacer algo, hazlo. El que incumplas tus promesas erosiona la confianza. En empresas pequeñas, puede incluso que la sanción sea grande. Quizás esta sea una de las razones de que en Dinamarca haya unos altos niveles de confianza. Somos una comunidad pequeña: con una población de 5.9 millones de habitantes y una superficie de solo 43 000 km², es fácil encontrarse de repente a alguien con quien fuiste a la escuela. Por lo tanto, si no cumples tu palabra o si actúas deshonestamente, es más probable que te enfrentes a sanciones sociales.

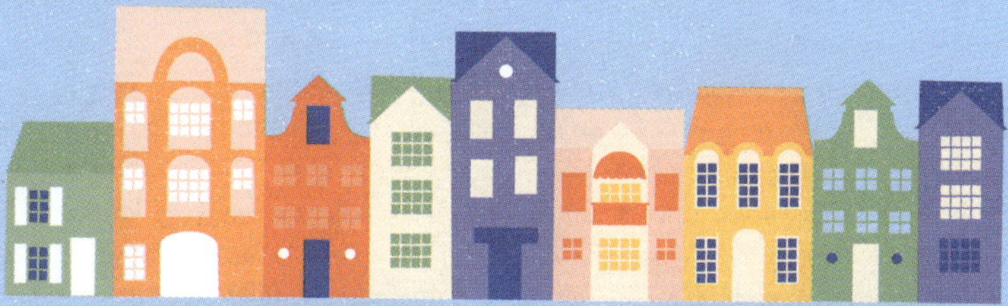

5. Ten paciencia. La confianza se construye con el tiempo, pero, al final, te induce a creer que los demás actuarán siempre de manera solidaria, es decir, te proporciona una sensación de seguridad al tratar con la gente. La estructura organizativa plana.

Ya vimos algunas cosas que pueden hacerse para generar confianza en el lugar de trabajo, pero es mucho más fácil cultivarla en lo que llamamos organizaciones «planas».

Según el *Informe sobre la competitividad global* del Foro Económico Mundial, Dinamarca tiene una de las estructuras organizativas más planas del mundo —si no la más plana— de entre casi ciento cuarenta países. Esto significa que, independientemente de tu puesto, tu cargo o tu título laboral, tienes derecho —y se te anima— a expresar tus opiniones. La idea detrás de este tipo de jerarquía es: si a la hora de la toma de decisiones tus opiniones no importan, ¿por qué deberían importarte dichas decisiones? En este sentido, te tuteas con todo el mundo —incluso con tu jefe, por supuesto—, hasta el punto de que, a veces, puede ser complicado identificar a los que dirigen el grupo.

Ib, un amigo mío (y mi archirrival en el tenis), me contó hace poco una escena que ejemplifica cómo es esto en la práctica. Era el primer día de un nuevo empleado no danés y ambos estaban comiendo en el comedor junto a otros compañeros. Todos trabajaban en informática. Entonces, se les unió un hombre con una camiseta hawaiana, algo extraño en un país en el que se viste de negro todos los días, salvo para llamar la atención, ocasión en la que nos vestimos de gris. Así que el grupo empezó a burlarse amistosamente del recién llegado. «¿Qué tal el surf esta mañana, Brian?» «¿Trajiste otra vez piña para comer?», «¿Qué pasa, Brian, se descompuso la lavadora?». Ese tipo de bromas, me imagino. Al día siguiente, todos los empleados fueron llamados a atender una charla del director general de la empresa. El hombre de la camiseta hawaiana —ahora vestido de traje— subió al escenario y empezó a hablar.

El nuevo compañero de Ib le preguntó: «¿Quién es ese?». Él le contestó: «Brian, el director general». «No, en serio —insistió—. ¿Quién es?». El recién empleado no podía creer que el director general no solo comiera con sus trabajadores, sino

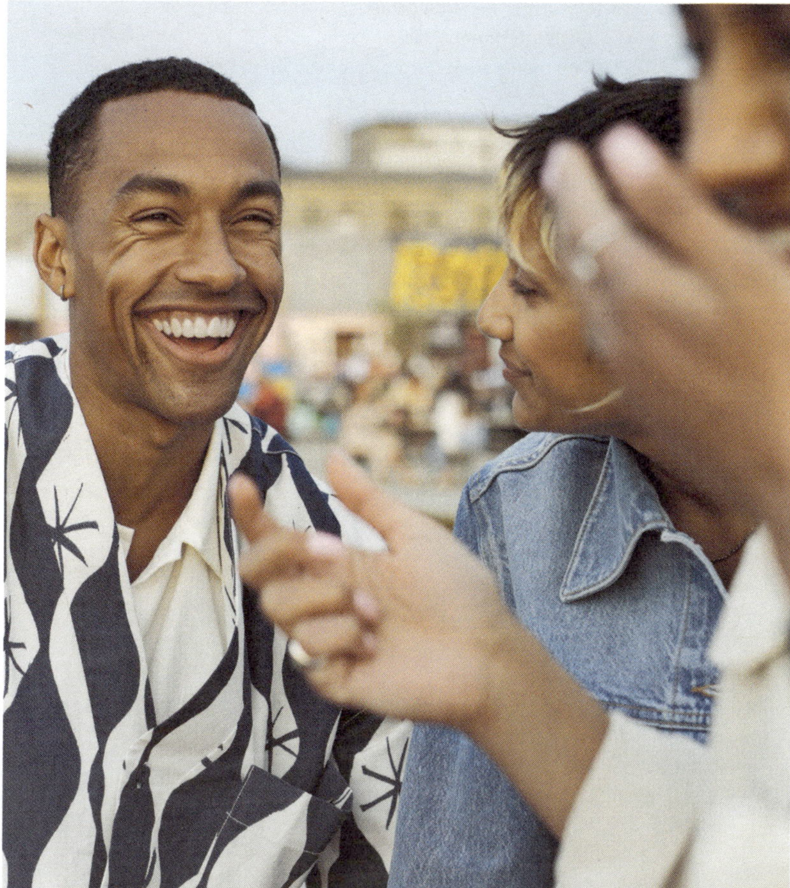

que estuviera abierto a que le hicieran bromas. En Dinamarca, comer con tus compañeros y tu jefe es algo normal. Nadie come solo frente a la pantalla de su computadora. Comer juntos sirve para conectar a la gente y equilibrar las relaciones.

Poul Nyrup Rasmussen, ex primer ministro de mi país, dijo una vez que es raro ver a un danés con un cuchillo en una mano si no lleva un tenedor en la otra. Es humor negro, lo sé, pero, sinceramente, ¿a quién no le gusta comer? En Dinamarca, la comida en el trabajo es tanto una forma de hablar con tus compañeros sobre temas no laborales —y de crear un sentimiento de comunidad— como de saborear un delicioso arenque en escabeche con pan de centeno.

Por desgracia, quizás cuando más evidente resulta la importancia de comer juntos en una jerarquía plana es cuando se deja de hacer. A un buen amigo mío, que no se crio en Dinamarca, pero que trabajaba para una empresa danesa de varios miles de empleados, siempre le había parecido genial que el director general comiera con sus trabajadores. Su jefe se sentaba cada día a una mesa distinta y hablaba con la gente tanto del trabajo como de la vida personal. Conocía todos los aspectos de la empresa y los empleados sentían que todos estaban al mismo nivel y que tenían acceso al director general. Sin embargo, aquel hombre cambió de trabajo, siendo sustituido por un nuevo director. Y este, de repente, desapareció de la vista de todos: no comía en el comedor, sino en su despacho, solo. El ambiente de la empresa comenzó a cambiar hacia uno más jerárquico. Poco después, mi amigo dejó la compañía. Es una de las personas más brillantes que conozco, así como una de las más trabajadoras, y cualquier organización debería hacer todo lo posible por conservar a gente como él.

La distancia de poder

Estoy seguro de que, cuando ese nuevo director general empezó a comer solo en su despacho, Dinamarca subió un poco en los índices que marcan las distancias de poder. La distancia de poder es el grado en que los miembros menos poderosos de una organización aceptan que el poder se distribuya desigualmente. O, en palabras de los Monty Python, la escala «No eres mi rey: yo no voté por ti».

Se trata de una forma de medir el grado de desigualdad que existe —y que se acepta— entre las personas con y sin poder. Una puntuación alta indica que una sociedad acepta una distribución desigual y jerárquica del poder, y que los ciudadanos entienden «su lugar» en el sistema. En una encuesta realizada por Hofstede Insights, los siguientes países, entre otros, obtuvieron las siguientes puntuaciones:

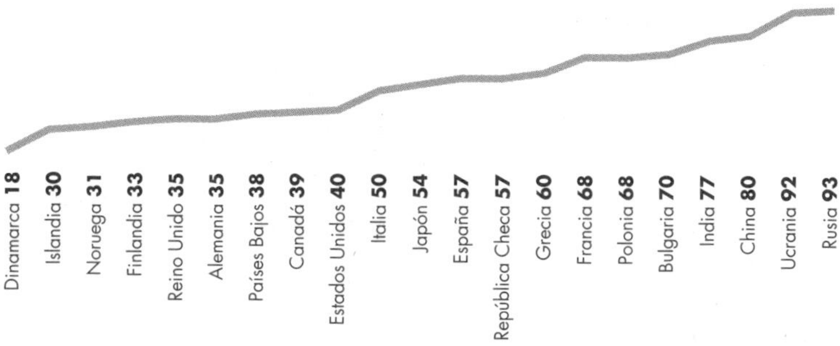

La empresa con la estructura organizativa más plana de Dinamarca seguramente sea la constructora Logik & Co, fundada en 2002 y cuya base está situada en Copenhague. En ella, no existen los jefes. Todos los empleados deciden juntos la estrategia empresarial a seguir: son la máxima autoridad, por lo que discuten conjuntamente qué proyectos licitar, qué materiales utilizar y a quién hay que enviar a casa si la corporación atraviesa dificultades financieras. En tal situación, a veces, algunos empleados se ofrecen como voluntarios para ser despedidos; otras veces, deciden entre todos llevar a cabo un recorte salarial colectivo. Ah, y todo el mundo gana lo mismo, ya sean carpinteros o contables. La empresa está formada por unas cincuenta y cinco personas, y factura al año entre 60 y 80 millones de coronas danesas, es decir, aproximadamente 9 millones de euros. Además, la entidad es conocida por su responsabilidad social: contratan a menudo a personas que llevan un tiempo desempleadas.

Puede que a mucha gente esto le parezca irreal, pero es un buen ejemplo de cómo las compañías pueden funcionar teniendo las características que te explico en este libro, siendo la confianza uno de los elementos clave. Por muy improbable que te parezca trabajar en un sitio así de igualitario, podría servirte de inspiración si tienes algún negocio o si terminas teniéndolo algún día. Si queremos ser felices en el trabajo, debemos creerlo posible.

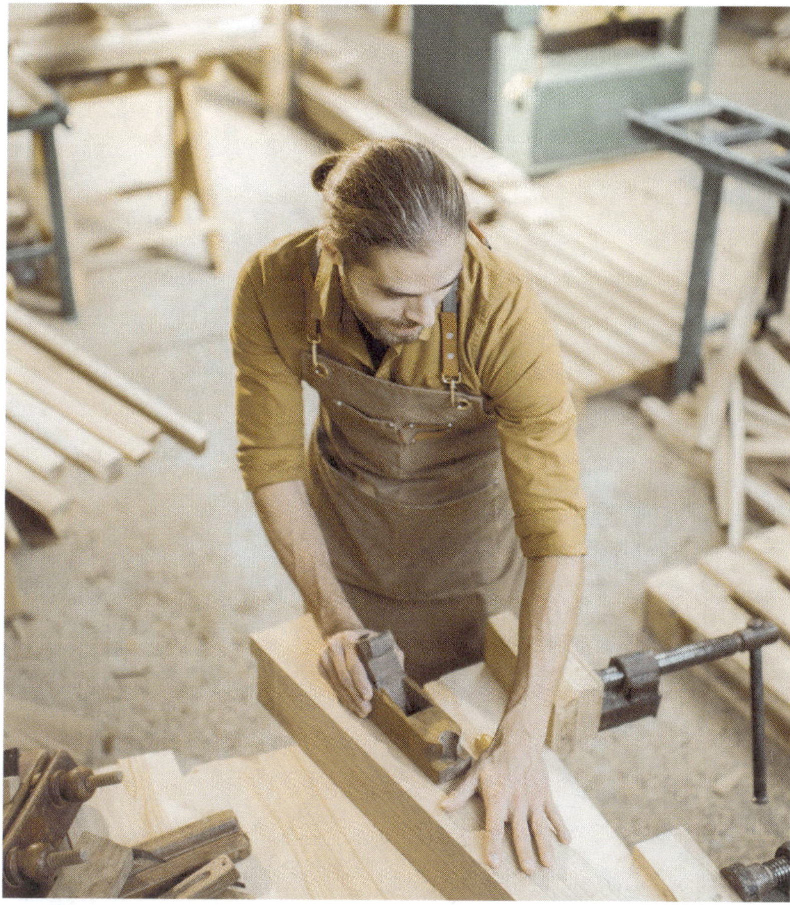

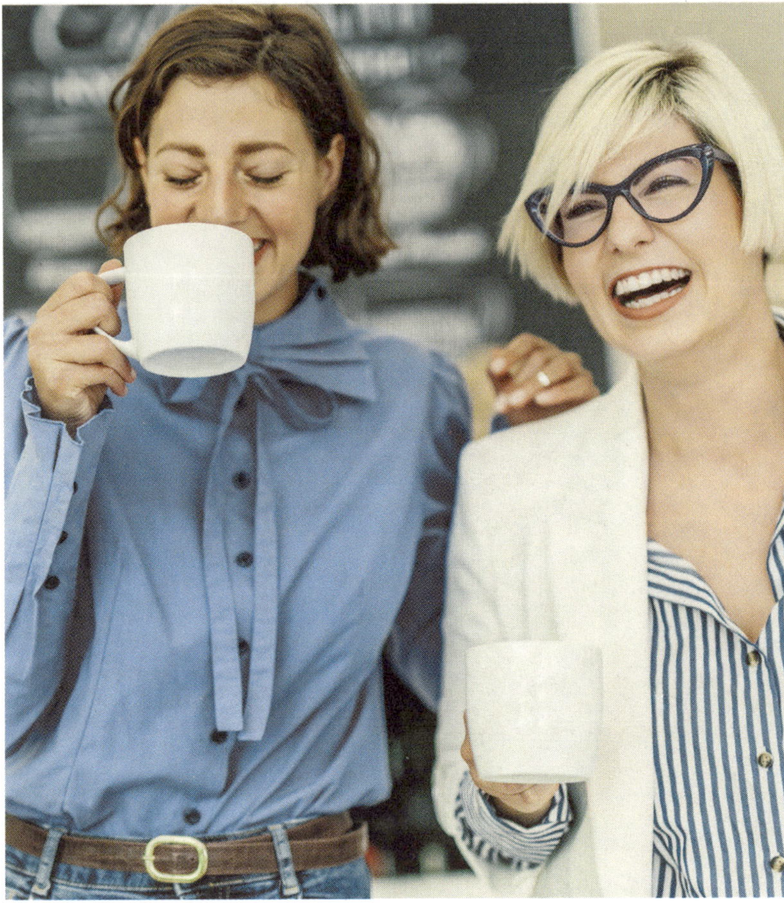

La felicidad laboral y las relaciones sociales

Bien, así que la suma de una estructura organizativa plana y una confianza mutua alta afecta, directamente, a tu felicidad laboral. Pero para que esta mezcla funcione necesitamos un ingrediente más: buenas personas. Cuando le preguntamos a la gente qué la hace feliz en el trabajo, la respuesta más frecuente es «mis compañeros». Tiene todo el sentido del mundo. Muchos de nosotros pasamos más tiempo con nuestros compañeros que con nuestra familia, por lo que tener buenas relaciones sociales en el trabajo es otra de las claves para ser más felices.

Aquí, la pregunta crucial que tienes que hacerte es: ¿tengo algún mejor amigo en el trabajo?

Y sí, estamos hablando de «mejores amigos». No tipo «Sí, me tomé una vez una cerveza con Mark, el de contabilidad», sino tipo Frodo y Sam, Beto y Enrique o Charlotte Lucas y Elizabeth Bennet (o los *hot cakes* y yo, ya que estamos en esa). Un mejor amigo es, obviamente, alguien que desea que todo te vaya bien, que te apoya y que te ayuda con ese informe que tienes que entregar en los fuegos del Monte del Destino.

Según un artículo de la *Harvard Business Review,* basado en datos recolectados por Gallup, tener un mejor amigo en el trabajo aumenta la productividad, la salud de los empleados y —lo más importante para el tema que nos concierne en este libro— la satisfacción laboral.

Tiene sentido que tener un mejor amigo a tu lado te haga más feliz, pero no por ello deja de sorprenderme que la gente que lo tiene se sienta mucho más comprometida con su trabajo que la que no. No sé, si yo trabajara con mis mejores amigos, nos pondríamos a hablar de aquella vez, hace veinte años, en que hicimos una excursión de cuatro días por Suecia con nada más que un kilo de arroz, un saxofón, una guitarra, dos escopetas de aire comprimido, una tienda de campaña y una botella de salsa de chile y ajo. En el segundo día empezamos a tener alucinaciones sobre tartas. ¿Y se acuerdan de la excursión en la que a Mikkel se le incendió el zapato? Ay, pero estoy divagando: ¡volvamos a nuestro asunto!

Según Gallup, las mujeres tienen más del doble de probabilidades de implicarse en su trabajo (un 63%) si creen que tienen un mejor amigo en la oficina, en comparación con las que no se sienten así (un 29%).

Por desgracia, en Estados Unidos solo dos de cada diez empleados afirman tener un mejor amigo en el trabajo, algo con lo que las empresas salen perdiendo. Gallup calcula que, si seis de cada diez personas sintieran que cuentan con un mejor amigo en su empleo, las corporaciones podrían tener un 12% más de beneficios, un 36% menos de accidentes laborales y un 7% más de captación de clientes.

Si 6/10 personas tuvieran un mejor amigo en el trabajo:

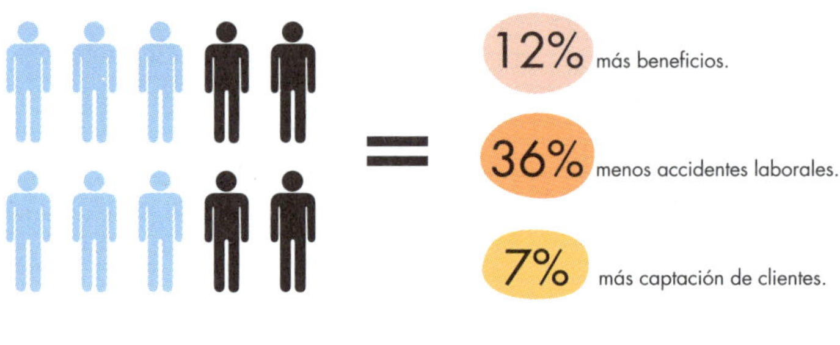

Sentirse más unido a los compañeros a nivel personal no solo es bueno para la empresa, sino que también puede traducirse en una mayor felicidad a largo plazo. La gente cambia de trabajo y las compañías cierran, pero algunas amistades son para siempre. La ventaja añadida de tener uno o varios mejores amigos en el trabajo es que pueden seguir siendo tus amigos si dejas tu empleo, si te despiden o si te jubilas. Varios de mis amigos actuales son personas que conocí en trabajos anteriores al que tengo ahora mismo.

Además, la importancia de la amistad a la hora de perseverar en la vida va más allá de las palabras. Somos criaturas sociales y, como tal, es más probable que nos adhiramos a ciertas cosas —como los deportes, los estudios o el trabajo— si nos sentimos parte de un grupo. Una prueba de esto es que la aplicación Duolingo, usada en todo el globo, afirma que los usuarios cuyos amigos también usan la *app* tienen 5.6 veces más probabilidades de terminar uno de sus cursos de idiomas. Están al día de los progresos de los demás y se felicitan mutuamente cuando alcanzan hitos. *Molto interessante,* ¿no?

Puede que ahora estés sentado pensando: «Qué bien, justo tengo colegas en el trabajo, ¡vaya suerte! Ahora me doy cuenta de lo importantes que son», o puede que más bien estés diciéndote: «Mierda, tal vez sea por eso que no disfruto en el trabajo. Debería empezar a priorizar la parte social en vez de enterrar la cabeza en la pantalla...» o «He intentado hacer amigos en el trabajo, pero es que no son para nada mi tipo de gente. Quizás debería plantearme si encajo en esta oficina». A menudo le quitamos importancia al aspecto social de nuestro día a día: tendemos a pensar que tener amigos en el trabajo es un extra. Sin embargo, los estudios demuestran que se trata de una pieza fundamental para poder desempeñar bien tus tareas, así como para disfrutar de ellas, algo que para mi gusto es igual de importante.

Veamos ahora otros factores que afectan cómo nos sentimos en el trabajo.

¿Es probable que dejes pronto tu empresa actual?

Según Gallup, las siguientes doce necesidades son las más importantes para el bienestar de los empleados. Respóndelas con un sí o un no. Si acumulas demasiados noes, la probabilidad de que abandones pronto tu empresa actual es alta. Ante esto, puedes intentar ver si tienes algún poder sobre alguno de dichos aspectos, para transformar un no en un sí. O puede que sea el momento de plantearte cambiar de trabajo. Es importante que aprendamos a ponernos a nosotros mismos, y a nuestra felicidad, ante todo lo demás.

	SÍ	NO
1. Sé lo que se espera de mi trabajo.		
2. Tengo el material y el equipo necesarios para hacer bien mi trabajo.		
3. Diariamente cuento con la oportunidad de hacer lo que mejor se me da.		
4. En los últimos siete días, he recibido muestras de reconocimiento o felicitaciones por mi buen trabajo.		
5. Mi superior parece preocuparse por mí como persona.		
6. Hay alguien en mi trabajo que apoya mis progresos.		
7. Siento que mis opiniones importan.		
8. La misión o el propósito de mi compañía hace que mi trabajo me parezca significativo.		
9. Noto que mis asociados o compañeros se esfuerzan por realizar un trabajo de calidad.		
10. Tengo un mejor amigo/a en el trabajo.		
11. En los últimos seis meses, alguien ha revisado conmigo mi evolución.		
12. En el último año, me han surgido oportunidades en el trabajo para aprender y crecer.		

CONSEJO PARA SER FELIZ: EMPIEZA CON EL QUIÉN

Imagínate que pudieras crear un equipo con toda la gente con la que te ha gustado trabajar en el pasado. En 2011 creé una revista llamada *Fotorama*. Me encantaba la fotografía, visitar exposiciones y leer sobre fotógrafos y su oficio, pero las revistas sobre el tema iban más sobre cámaras que sobre fotografía. A mí me parecía importante que existiera una publicación sobre exposiciones de fotografía inminentes, fotoperiodismo y la magia de la luz. «A la mierda —me dije—: creemos una nosotros mismos».

Conocía a unas cuantas personas con las que tenía ganas de trabajar y que sabía que eran perfectas para ayudarme. Lise era buena escribiendo, Lana y Anne Sophie tenían un don para la dirección artística, y a Michael se le daban muy bien las ventas. Por suerte, a todos ellos les agradaba formar parte de la idea. Tras unos meses dedicados a crear contenido y buscar patrocinadores, conseguimos que una gran empresa de cámaras y una tienda local de Copenhague financiaran la impresión de tres mil revistas, que distribuimos por las cafeterías y los bares de la ciudad. Hicimos tres números antes de que yo me enfocara en crear el Instituto para la Búsqueda de la Felicidad, proyecto que empezó a tragarse todo mi tiempo. Me resultó supergratificante crear algo de cero y encima hacer algo tan lindo con mis amigos. ¿Qué más se puede pedir?

Así que imagínate que pudieras reunir para una misma causa a cinco de tus mejores amigos. ¿Con qué habilidades cuenta cada uno? ¿Qué podrían crear en común? ¿Qué intereses comparten? ¿O qué ridícula idea podría ocurrírseles que uniera incluso a más gente en torno al proyecto? ¿Sabías que la muñeca de nieve más grande de la historia, según el *Libro Guinness de los récords*, fue construida por los habitantes de Bethel (Maine)? Medía unos treinta y siete metros de alto. No se derritió del todo hasta julio. ¡Qué manera más increíble de reunir a toda una comunidad!

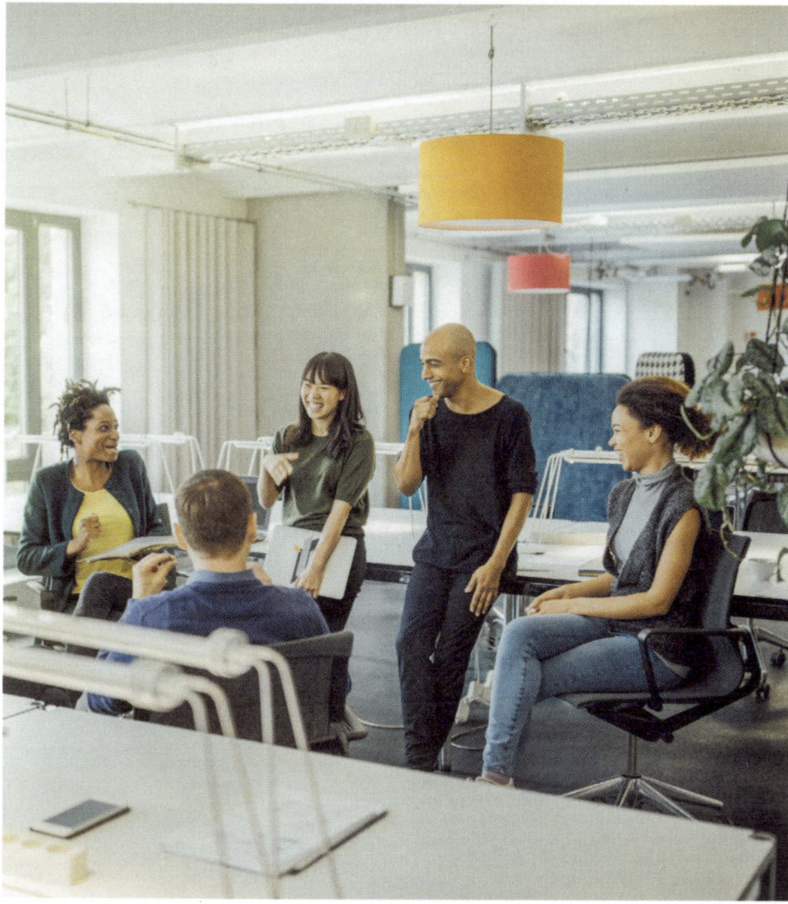

La orden del elefante

Una forma bastante obvia de crear nuevas amistades es haciendo que la gente se sienta apreciada. Eso es algo que puede lograrse de varias maneras.

Hace un par de años me fijé en una gran campana que habían colocado a la salida de un supermercado. Había un letrero encima en el que podía leerse: TOCA LA CAMPANA SI HAS RECIBIDO UN BUEN SERVICIO PARA QUE LOS EMPLEADOS SE SIENTAN VALORADOS. Me pareció una iniciativa bonita, pero resulta que Dinamarca es un país de introvertidos: a los daneses no nos gusta llamar la atención. No tenemos ningún problema en esperar pacientemente detrás de ti mientras decides qué tipo de leche llevarte, en vez de simplemente decir: «Perdone, ¿me permite pasar?». Así que tocar una campana gigante en medio de un supermercado... bueno, ni de broma. Por pura curiosidad, esperé media hora para ver si alguien la hacía sonar. Nadie lo hizo.

Las empresas tienden a dejar la responsabilidad de valorar a los empleados en manos de los jefes, algo que me parece importante, pero que no tiene en cuenta que también necesitamos —y nos gusta— sentirnos reconocidos por nuestros compañeros de trabajo. Los llamados «sistemas de reconocimiento entre iguales» son una forma rápida y sencilla de aumentar la sensación general de reconocimiento y gratificación, así como de incrementar el número de mejores amigos para siempre en la oficina.

Los mejores sistemas de reconocimiento que he visto tienen unas características comunes. Son las siguientes:

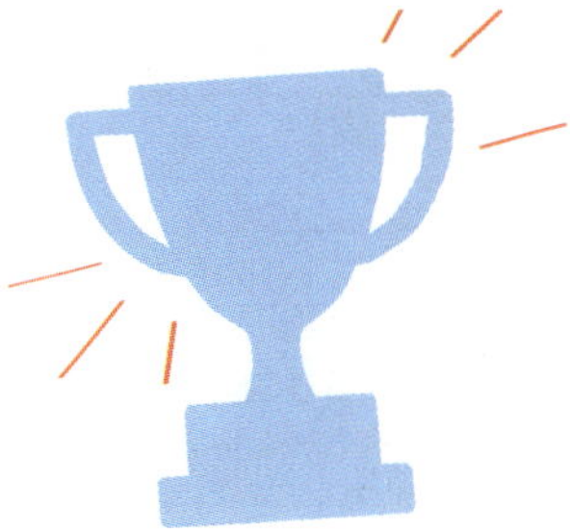

Concreción: En vez de «Bien hecho», di algo como «Me encantó cómo manejaste la situación aquella vez en que un paciente vomitó y tú le quitaste la vergüenza e incluso lo hiciste reír».

Inmediatez: Reconoce el trabajo bien hecho hoy, mañana o esta misma semana, y no en una hoja de evaluación dentro de seis meses.

Diversión: Debería ser algo que a todo el mundo le guste hacer, como reventar a palos una piñata.

Inclusividad: Si el reconocimiento solo se lo llevan una o dos personas, es probable que se genere resentimiento y que la gente crea que no se le ve. Intenta que todo el mundo se sienta valorado. Todos alcanzamos de vez en cuando logros dignos de celebración.

Entrega pública: Debe quedar claro y de manera pública a quién se está felicitando.

Conozco una entidad con un sistema de reconocimiento que cumple la mayoría de estos puntos. La Orden del Elefante (*Elefantordenen,* en danés) es la distinción más importante de Dinamarca. Creada en 1693, en la actualidad se utiliza casi exclusivamente para condecorar a miembros de la realeza y a jefes de Estado. Sin embargo, un grupo de enfermeras danesas han creado su propia versión de la orden: usan un pin infantil de un elefante para reconocer el trabajo bien hecho de sus compañeras. Si eres quien lleva ahora el pin, debes elegir cuál de tus compañeras se lo merece esta semana y hacerle entrega de él; dicha persona deberá llevar puesto el pin durante la próxima semana y elegir a su siguiente destinatario, y así sucesivamente. Es algo inmediato y público, y un pin de un elefante es divertido por definición.

Cómo crear conexiones tipo LEGO

Hay algo más que podemos hacer para fortalecer el tejido social en el trabajo: diseñar cuidadosamente el espacio. En este aspecto, creo que vale la pena aprender de lo que ha hecho LEGO.

Lo más normal es que ya conozcas LEGO, una de las principales empresas jugueteras del mundo, fundada en 1932 por Ole Kirk Kristiansen, en Billund (Dinamarca), y basada en el emblemático ladrillo. Si has leído mi anterior libro, *Hygge Home,* ya sabrás que soy todo un fan de LEGO, palabra que resulta de la abreviatura de *leg godt* («juega bien»). Bueno, pues los empleados de esta empresa no solo juegan bien, sino que también son generalmente felices en su trabajo. LEGO encabeza las listas de las compañías más prestigiosas del mundo a pesar de su gran tamaño: con más de 25 000 empleados en más de cuarenta países, tiene algunos de los más felices del globo.

Job Index es la página web de búsqueda de trabajo más utilizada en Dinamarca, y recolecta datos sobre la felicidad laboral de los empleados de las distintas empresas danesas. LEGO ha obtenido varias veces el primer puesto en sus listas. En parámetros como gestión, oportunidades profesionales, colaboración y relaciones, esta empresa obtiene año tras año cinco estrellas. En resumen, todo es fabuloso. Pero ¿qué es lo que hacen tan bien?

En primer lugar, han creado un espacio de trabajo que les permite a los empleados prosperar como comunidad y trabajar de muchas formas posibles. Las oficinas se han diseñado de forma lúdica —por supuesto— para que sea un entorno inclusivo, que fomente la colaboración entre todo el equipo para desarrollar las mejores experiencias posibles para los niños.

Estamos hablando de salas de reuniones con mesas de cristal y cajones llenos de LEGO, dinosaurios gigantes hechos de piezas de LEGO, una gran cascada LEGO y el «árbol de la creatividad», de quince metros, la mayor construcción de LEGO hasta la fecha. Los principios de jugar y pasársela bien son centrales para la compañía.

«Así que dinosaurios, cascadas y árboles gigantes… muy bien —puede que pienses—, pero nosotros somos una pequeña empresa emergente con un presupuesto minúsculo en comparación con LEGO, que factura miles de millones». Pues tengo buenas noticias para ti: hay muchas lecciones que aprender de la iniciativa de LEGO de crear las mejores condiciones posibles para sus empleados. Por ejemplo, sus estudios internos demuestran tanto que nos gusta la flexibilidad de trabajar desde distintos lugares, en función de nuestro estado de ánimo y de la tarea que tengamos que realizar, como que necesitamos un sentimiento de pertenencia, es decir, que nos gusta contar con una «tribu laboral» y conocer a las personas con las que trabajamos. «Ey, Mikkel, ¿qué tal te la pasaste en la excursión? Oh, por Dios, ¿¡qué le pasó a tu zapato!?».

Según Anne Sofie Fedders, responsable del Departamento de Formas de Trabajar de LEGO, es importante entender de verdad cómo trabajan los empleados y cuáles son sus diferentes rutinas. Fedders dirige un equipo de expertos internos, el cual incluye a psicólogos y antropólogos y ha participado en el diseño de la nueva central de LEGO —llamada LEGO Campus— en Billund, donde trabajan 2000 personas.

En esta sede hay varias «barriadas», cada una formada por unos cien empleados. No hay asientos fijos, sino que puedes sentarte con la gente que conoces y con la que trabajas. Cada barriada tiene un consejo formado por *manager* y empleados, quienes deciden juntos cómo adaptar el entorno para que se adecúe a las necesidades de las personas que lo usan.

Uno de los consejos clave de Fedders es: sé como una antropóloga. No digas «¿Qué deberíamos hacer?», sino formula preguntas más detalladas: ¿qué es lo primero que haces al despertarte? ¿Dónde sueles tomarte el café? ¿Adónde vas cuando quieres hacer una pausa? ¿Qué suele ocurrir en una reunión normal y corriente? ¿Dónde prefieres responder a una llamada telefónica? ¿Cómo colaboras con tus compañeros?

El LEGO Campus cuenta con distintas zonas dedicadas a diversas actividades. Dependiendo de si necesitas hacer lluvia de ideas con tus colegas, responder correos electrónicos o centrarte en cómo optimizar una línea de producción, puede que necesites entornos completamente diferentes. Además, este punto de vista antropológico también ayudó a los diseñadores del campus a comprender cómo los estados de ánimo de los empleados influyen en el lugar en que eligen trabajar dentro del edificio.

Asimismo, Fedders señala que es importante asegurarse de que los trabajadores tienen un sentimiento de pertenencia. Es decir, es imprescindible que el lugar cuente con cierta flexibilidad, pero, a la vez, todo el mundo suele querer trabajar cerca de gente que conoce. La sede de LEGO está dividida en distintas zonas: por ejemplo, la roja está dedicada a la creatividad, mientras que la azul a la resolución de problemas.

Por otro lado, los empleados no tienen como tal un escritorio propio (aunque pueden tenerlo, claro está, si eso es lo que más les conviene), sino que existen diferentes áreas de equipo con varias mesas. Esto se debe a que la empresa comprende que la flexibilidad es algo bueno, pero que nos gusta tener un sentimiento de pertenencia, como ya comentamos. Básicamente, las conexiones que existen entre los empleados del LEGO Campus no se pueden computar.

Hay un espacio tranquilo, otro repleto de plantas, y uno que parece una cafetería llena de energía, con el ruido de la máquina de café y música. Porque algunos días necesitas sentarte a solas en un rincón tranquilo, mientras que otros el cuerpo te pide rodearte de toda la energía posible.

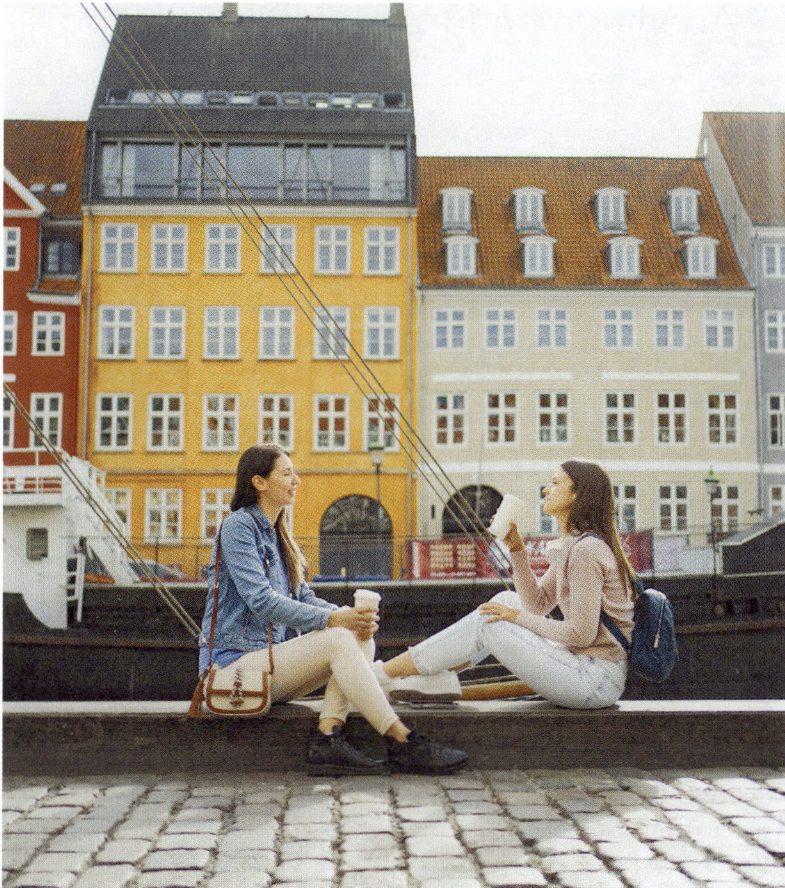

Adéntrate en la zona de la amistad

Hay muchos estudios que demuestran que llevarte bien con tus compañeros te beneficia tanto a ti como a la compañía para la que trabajas, pero creo que mi favorito es «Prosocial Bonuses Increase Employee Satisfaction and Team Performance» («Las primas prosociales aumentan la satisfacción de los empleados y el rendimiento de los equipos»), realizado por cinco profesores de la Escuela de Negocios Harvard, la Universidad Duke, la Universidad de Lieja y la Universidad de Columbia Británica. En él se estudió si hacer que los equipos de ventas fueran más sociales repercutiría en su rendimiento comercial. Los investigadores crearon grupos aleatorios; en algunos, se le dio a cada integrante 15 euros y se le pidió que se gastara el dinero en sí mismo; en otros grupos, también se le dio a cada integrante 15 euros, pero esta vez se le pidió que se lo gastara en un compañero del equipo, elegido al azar. A los integrantes de todos los grupos se les dijo que debían gastarse el dinero antes de que la semana acabara.

La gente que se gastó el dinero en sí misma compró ropa de deporte, bisutería, comida, alcohol y discos (sí, el estudio es de hace más de diez años). Y la gente que se gastó el dinero en otro miembro del grupo compró regalos como libros, vino, plantas, un peluche, una piñata y uno pagó la cuota de la liga deportiva de un compañero.

El equipo de ventas en cuestión formaba parte de la industria farmacéutica, es decir, debían intentar que médicos, farmacias y hospitales compraran ciertos medicamentos. El rendimiento del departamento se evaluaba cada mes. Lo que los investigadores hallaron fue que los grupos que tuvieron que gastar el dinero en compañeros —llamados en el estudio «grupos prosociales»— vendieron más productos que los grupos cuyos individuos se gastaron el dinero en sí mismos.

Los investigadores calcularon el rendimiento del dinero recibido por todos los grupos y encontraron mejoras generales. Los grupos que invirtieron en sí mismos perdieron 3 euros por cada 10 recibidos —una pérdida neta—, mientras que los grupos prosociales generaron 52 euros por cada diez gastados en un compañero. En otras palabras, los equipos prosociales destrozaron las ventas... y la piñata. Inspirados por estos resultados, en el Instituto para la Búsqueda de la Felicidad hemos realizado actividades en equipo y ya fuimos a patinar sobre hielo, jugamos petanca y navegamos por los canales de Copenhague. Invertir en el equipo es, sin duda, la clave para una empresa feliz y próspera.

En el clásico literario sobre gestión moderna *Top Gun 2: Maverick,* el equipo de pilotos que supervisa el capitán Maverick es ferozmente competitivo y no trabaja bien en equipo. Ante esto, Maverick decide organizar un partido de futbol americano en la playa para crear sensación de equipo y pasarla bien juntos (para nada fue por complacer a los fans de la icónica escena de voleibol de la primera película, por supuesto que no).

Así que, cuando tu jefa aparezca para preguntarte por qué llevaste a tu departamento a la playa a jugar futbol, dile lo mismo que le dice Maverick a su superior: «Usted dijo que formara un equipo, señor. Ahí está su equipo». En un mundo ideal, la canción «Playing with the Boys» empezaría a sonar de repente por los altavoces de la oficina mientras tú sales por la puerta. Hablando de jefes: ser capaz de evitar a los malos o incluso tóxicos también es algo clave para ser más feliz en el trabajo.

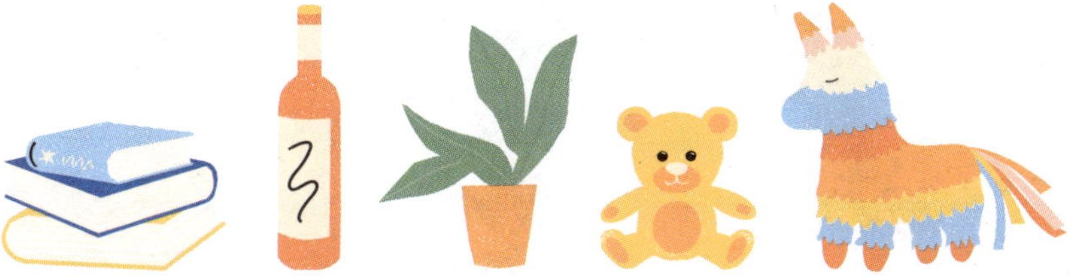

Evita a los jefes tóxicos

En un estudio del UKG Workforce Institute participaron 3 400 personas de diez países. En él, se concluyó que los directivos tienen tanto impacto en la salud mental de los individuos como sus parejas... y tanto los directivos como los cónyuges tienen un impacto mayor que los médicos y terapeutas. Además, según el estudio, al 70% de los empleados les gustaría que sus jefes y jefas hicieran más por apoyar su bienestar y salud mental. Y un 81% de los encuestados afirmó que preferiría antes un trabajo en el que se priorizara la salud mental que uno mejor pagado. En este aspecto, un 64% se declaró dispuesto a aceptar un recorte salarial en pos de un empleo en el que su salud mental mejorara.

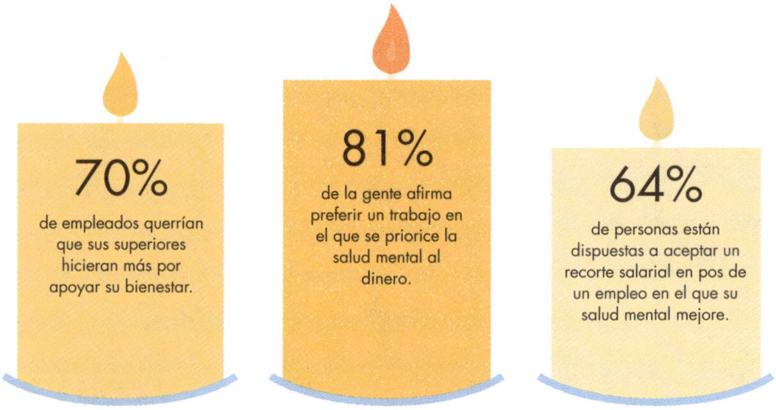
70%
de empleados querrían que sus superiores hicieran más por apoyar su bienestar.
81%
de la gente afirma preferir un trabajo en el que se priorice la salud mental al dinero.
64%
de personas están dispuestas a aceptar un recorte salarial en pos de un empleo en el que su salud mental mejore.

Claramente, tus superiores tienen un gran impacto en qué tan feliz te hace tu trabajo, al fin y al cabo influyen en casi todos los aspectos de este. No te engañes pensando que tu jefe va a cambiar su forma de ser. No lo hará. Si tu jefe es un maldito, deberías dejar tu empleo. No tiene por qué ser mañana: es normal que quieras asegurarte primero otro puesto de trabajo. Pero debes irte sí o sí. Puedes incluso esperarte a hacerlo el 31 de marzo, el día internacional de dimitir en tu trabajo de mierda.

Suele decirse que la gente no renuncia a un empleo, sino a un jefe. Bueno, pues los datos parecen ratificarlo. Según un estudio de Totaljobs, el 49% de los británicos ha dejado algún trabajo por culpa de su superior. Por eso es importante conocer a tu futuro jefe o jefa antes de decir que sí a un nuevo trabajo, algo que veremos más a fondo a continuación.

CONSEJO PARA SER FELIZ: CÓMO RECONOCER A UN BUEN JEFE EN UNA ENTREVISTA

Pienso quedarme de por vida en el trabajo que tengo ahora. Cumple con todas las necesidades en cuanto a propósito, libertad y el resto de los elementos que estamos analizando en este libro, y, además, también me ha enseñado a mirar la vida con otros ojos. Por ejemplo, cuando visito una ciudad nueva, me fijo automáticamente en cómo el urbanismo impacta en la calidad de vida de sus ciudadanos. Para mí, esto es todo un privilegio. Lo único malo de no querer cambiar de empleo es que, probablemente, nunca volveré a pasar por una entrevista laboral, por lo que nunca podré volver a responder la típica pregunta de «Descríbete a ti mismo en tres palabras» con un «Soy muy flojo», solo para comprobar si mi posible futuro jefe tiene sentido del humor.

Pero si tú sí te encuentras buscando trabajo, deberías tener en cuenta las siguientes señales de alarma en cuanto al comportamiento de tu posible nuevo jefe:

- ❑ Solo habla sobre sus propios éxitos. Los malos jefes se quedan con todo el mérito, mientras que los buenos celebran los logros de sus empleados y hablan de ellos. Fíjate, sobre todo, en si habla sobre sus propias capacidades más de lo que te pregunta sobre las tuyas.

- ❑ Habla más de lo que escucha. Los buenos jefes están abiertos a nuevas ideas, independientemente de su procedencia.

- ❑ Actúa diferente cuando su propio jefe está cerca. Es educado con sus superiores, pero inconsiderado con su equipo.

- ❑ Trata mal al personal. Si tienes la posibilidad, fíjate en cómo tu entrevistador interactúa con sus subordinados directos. O, si se reúnen en un restaurante o en una cafetería, observa cómo trata al personal del sitio.

- ❑ No se interesa por tu vida personal. Los mejores jefes quieren conocerte como la persona que eres desde el principio.
- ❑ No admite sus propios errores. Los buenos jefes son sinceros respecto a sus defectos y los de su empresa. Pídeles que te cuenten alguna vez que se hayan equivocado y cómo manejaron la situación, o pregúntales qué les gustaría cambiar de su compañía o de su propio estilo de liderazgo.
- ❑ Si afirma ser muy exigente consigo mismo o se describe como un «perfeccionista», plantéate si también será muy exigente contigo.
- ❑ Le gusta controlarlo todo, hasta lo más mínimo. Casi nadie admitiría esto en voz alta, pero puedes hacerte una idea de cuánto controla a sus empleados haciéndole preguntas como «¿Qué tan a menudo te gusta estar actualizado de los progresos?» o «¿Con qué frecuencia programas reuniones de control?».
- ❑ Te da mala espina. Creo que esta es la señal más importante de todas: confía en tu intuición. ¿Te hace sentir inseguro? ¿Te interrumpe constantemente o te deja hablar? ¿Terminaste la entrevista convencido de que podrías sacar adelante el trabajo?

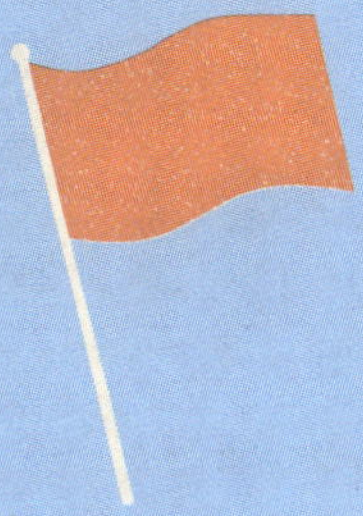

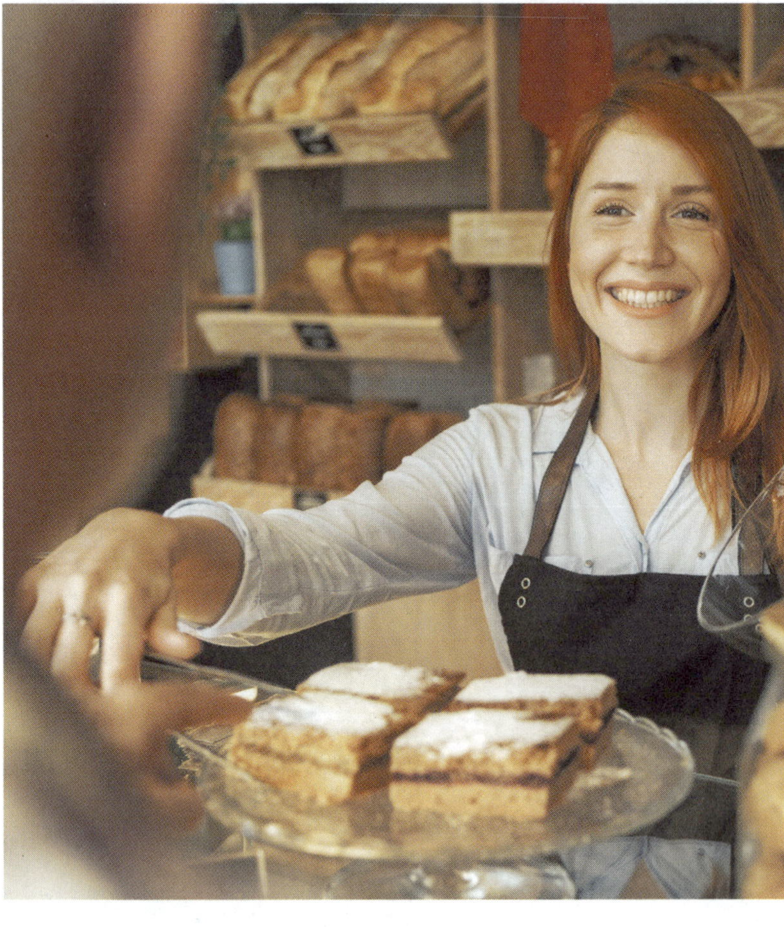

TAREAS PARA SER MÁS FELIZ

- ❑ Intenta que tus compañeros se sientan valorados. Piensa en si hay alguna forma de apreciar su esfuerzo que sea concreta, inmediata, divertida, inclusiva y pública.

- ❑ Busca un colega en el trabajo. Si aún no tienes un mejor amigo en tu trabajo, plantéate quién tiene potencial para serlo y dedica un poco de tiempo a conocerlo mejor. Parece bastante obvio, pero puede suponer la diferencia en tu felicidad laboral.

- ❑ Pregúntate qué puedes hacer para igualar la estructura de tu empresa. Hablar con los miembros de otros equipos o departamentos para conocerlos es una buena forma de empezar.

- ❑ Marca en tu calendario el 31 de marzo: el día internacional de dimitir en tu trabajo de mierda. Si tienes un superior tóxico, mañana mismo es 31 de marzo. No puedes cambiar el comportamiento de tu jefe, pero sí puedes cambiar de jefe.

- ❑ Plantéate buscar un proyecto al margen del trabajo que gire en torno a buenas personas. Tanto si se trata de crear una nueva revista de fotografía como de hacer el muñeco de nieve más grande del mundo, ¿a quién elegirías para formar un equipo con el que sea divertido trabajar?

- ❑ Trata de conocer a los dependientes de las tiendas de tu barrio. El primer paso para confiar en tu vecindario es conocer a gente y dejar que los demás te conozcan. Empieza preguntándoles sus nombres. Durante la próxima semana, intenta aprenderte el nombre de al menos tres personas de tu barrio: por ejemplo, el pescadero, la panadera o el mesero de tu cafetería preferida.

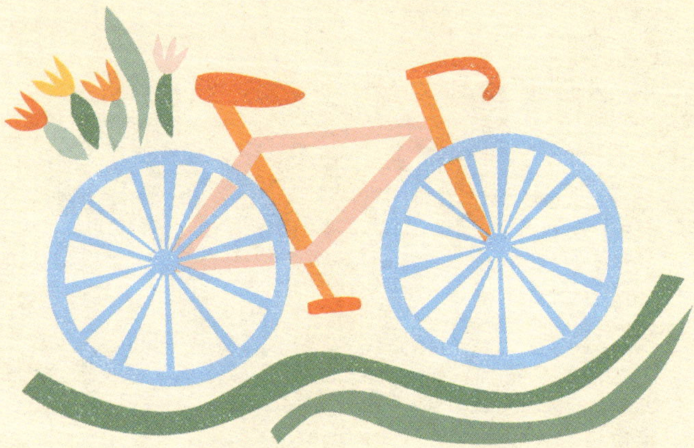

CAPÍTULO

4

LA BÚSQUEDA DE LA LIBERTAD

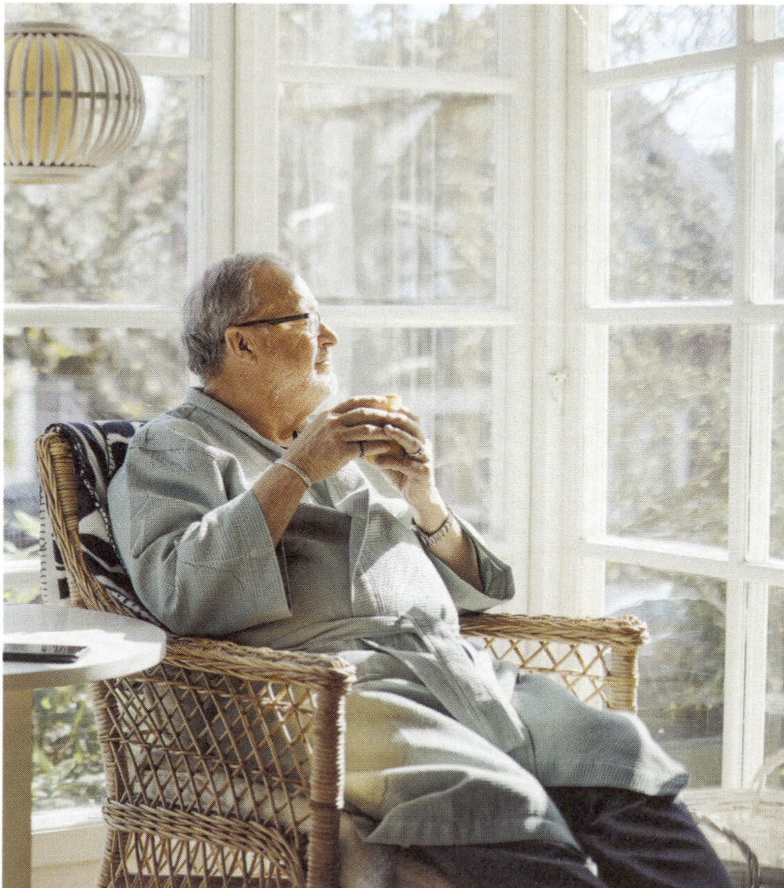

¿Prefieres desayunar pan tostado o huevos? Cada día tomas tus propias decisiones, algunas más importantes que otras. Normalmente, eliges la opción que crees que te hará más feliz, equilibrando el placer y la comodidad a corto plazo con la satisfacción a largo plazo. Ahora imagina que te despojan de tu libertad. Apuesto lo que sea a que te enojarías mucho y no dudarías en ponerte en plan *Corazón valiente*, lleno de pintura azul y llevando una falda escocesa, ¿verdad? Y con razón. La libertad no solo influye en nuestra calidad de vida, sino también en su duración.

En 1976, un grupo de psicólogos de Connecticut realizó un experimento en la residencia de ancianos Arden House, considerada una de las mejores de la zona. Como parte del experimento, a los residentes de una planta se les permitió elegir y cuidar las plantas de su espacio y decidir el día de la semana para la noche de cine. ¿Alguien se apunta a *King Kong*?

En otra de las plantas de la Arden House, los residentes no contaron con esta libertad. Cuando el experimento comenzó, el primer grupo —el más libre— no tenía mejor salud ni mayor grado de felicidad que el segundo, pero, rápidamente, sus niveles de actividad, lucidez y estado de ánimo mejoraron. Dieciocho meses después, seguían en mejores condiciones que el segundo grupo, donde hubo una mortalidad del 50%. En los casi cincuenta años que han transcurrido desde este experimento, la evidencia de la relación entre felicidad y autonomía no ha hecho más que aumentar.

La autonomía es la capacidad de decidir por ti mismo sin ser influenciado por nadie ni sin que te digan qué hacer. Esto aplica a todo, desde elegir con qué tarea continuar hasta decidir cuándo trabajas y desde dónde. Esta podría ser una de las razones por las que el nivel de felicidad laboral de los daneses destaca: en mi país, los empleados solemos disfrutar de una gran autonomía. De hecho, Dinamarca ocupa el primer puesto entre veintisiete naciones europeas en términos de autonomía laboral. Un buen ejemplo de ello se esconde en uno de los parques de atracciones más antiguos del mundo.

La regla de los tres metros

En el corazón de Copenhague se encuentran los Jardines Tivoli, abiertos por primera vez en 1843. Antes de la pandemia de COVID-19, casi 5 millones de visitantes disfrutaban del parque al día. ¡Eso son muchas risas!

Alrededor de 3700 personas trabajan en Tivoli a lo largo del año. Estos empleados pueden llegar a servir trescientas porciones de algodón de azúcar al día, así como deben comprobar las barras de seguridad de la montaña rusa o dar la bienvenida a los miles de visitantes. Sin embargo, lo que los une como equipo es que todos siguen la misma regla: la regla de los tres metros. Esta norma consiste en que cada uno de los trabajadores es el jefe de todo lo que se encuentre a su alrededor en un radio de tres metros. No importa dónde estén ni quiénes sean: esa es su responsabilidad. Si ven basura en su zona, la recogen; si ven a un visitante con cara de perdido, se paran y le ofrecen ayuda. Esta regla deben seguirla todos, independientemente de si son el vicepresidente del parque o un mesero.

Cada empleado debe, pues, esforzarse por:

1. Actuar como anfitrión del parque.
2. Solucionar los problemas de los visitantes.
3. Mantener su zona limpia.
4. Comportarse como un buen compañero.

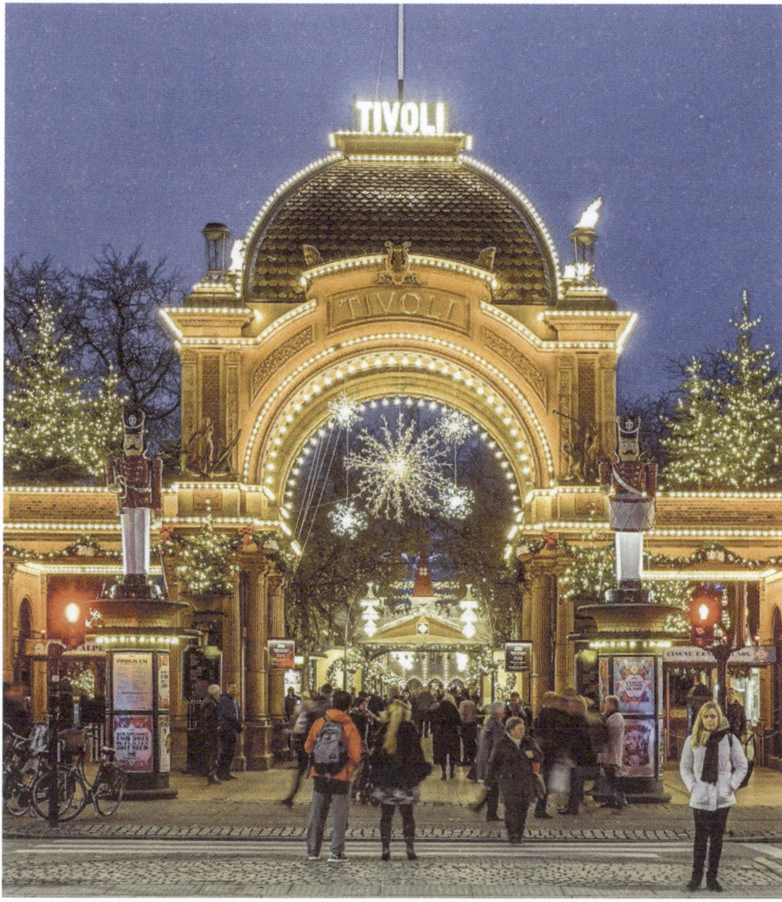
TIVOLI
TIVOLI

La forma de cumplir con estas obligaciones depende enteramente de cada uno. Al fin y al cabo, ser jefe de tu radio de tres metros significa contar con bastante autonomía.

La regla de los tres metros es una herramienta lingüística fácil de explicar y recordar, que transmite empoderamiento, responsabilidad e independencia. No hay guion ni manual a seguir. Tú eliges cómo ser un buen anfitrión y cómo hacer que el visitante se sienta bienvenido. Cada mañana, antes de que el parque abra sus puertas, los equipos se reúnen y comentan cómo fue el día anterior y si creen que los clientes tuvieron una buena experiencia.

Esto contrasta un poco con la despedida que viví yo en un hotel hace un par de años, cuando fui a Atlanta por cuestiones de trabajo.

—Gracias por haberse hospedado con nosotros, señor Wiking. ¿Ha disfrutado de su estancia, señor Wiking?

—Sí, muchas gracias.

—Esperamos volver a verlo la próxima vez que venga a Atlanta, señor Wiking.

De alguna manera, se notaba que había un manual, que esas palabras habían sido cuidadosamente diseñadas para hacer que el huésped se sintiera cuidado. Pero más bien me hicieron sentir alienado y me recordaron que estaba lejos de casa.

El enfoque de Tivoli, dejando que los empleados decidan cómo cumplir sus tareas, parece funcionar. En las encuestas, el 94% de los visitantes recomendarían ir a Tivoli y se sienten satisfechos o muy satisfechos. Nueve de cada diez empleados coinciden en que Tivoli es un buen lugar para trabajar. Y, claramente, cuanto más autónomo se siente un trabajador, mejor atiende a los clientes.

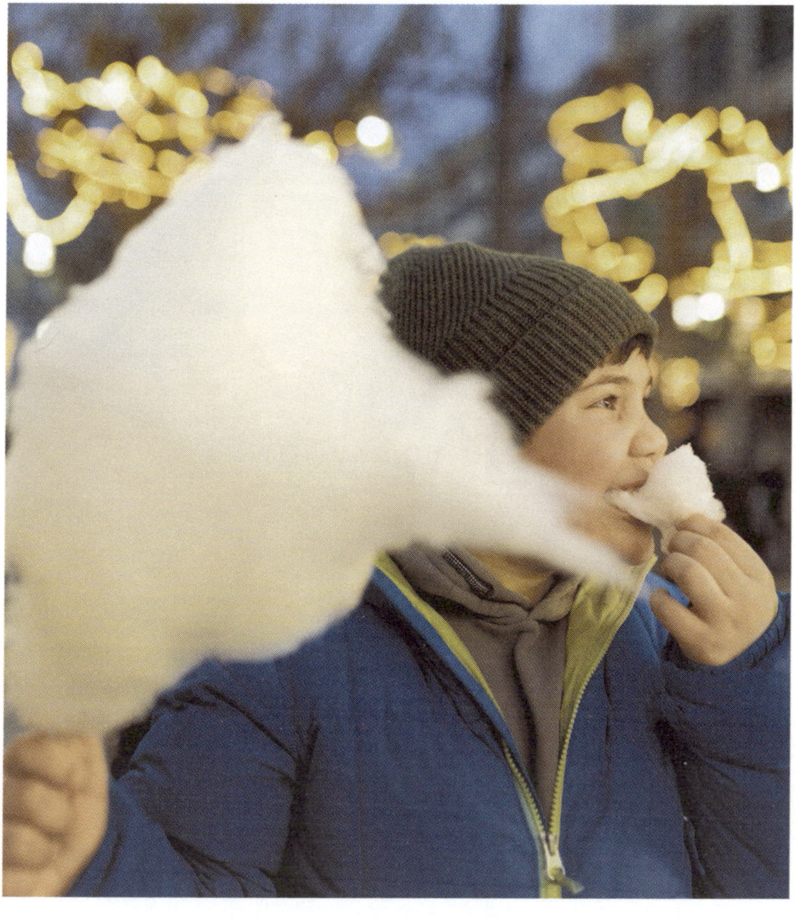

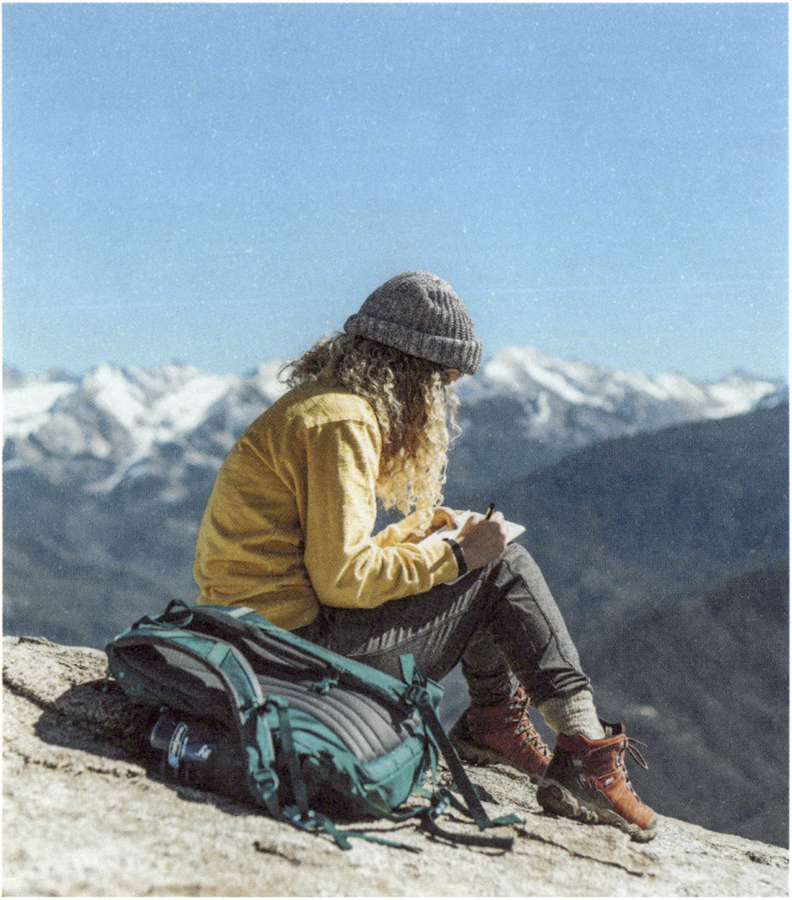

La flexibilidad es más que trabajar desde casa

Por suerte, Tivoli no es el único sitio donde se les otorga autonomía a los trabajadores. Como ya vimos, la mayoría de las empresas danesas son estructuras organizativas planas, en donde tanto subordinados como superiores tienen una mentalidad igualitaria. Los empleados cuentan con ser escuchados y consultados sobre las decisiones que afectan sus puestos de trabajo, así como con poder decidir exactamente cómo y cuándo llevar a cabo sus tareas. Por ende, un nivel de autonomía tan alto como este debe ir, sí o sí, ligado a una gran flexibilidad laboral.

La buena noticia es que no solo en Dinamarca la autonomía y la flexibilidad en el trabajo conducen a una mayor felicidad. Cuando analizamos el porcentaje de empleados con un nivel alto de satisfacción laboral en cada país, desglosando los datos para reflejar el grado de flexibilidad con el que cuentan, descubrimos —como era de esperar— que más flexibilidad siempre es mejor. Los datos de Eurostat que aparecen en la página siguiente muestran que los trabajadores con una gran flexibilidad tienen más posibilidades de sentirse altamente satisfechos con su empleo.

Lo que es aún más sorprendente es que, en muchísimos países, tener un alto grado de flexibilidad laboral supera a trabajar desde casa. Creo que es un dato importante. Debido a su tipo de trabajo, mucha gente no puede trabajar desde casa, pero esto no significa que no puedan beneficiarse del impacto tan positivo que tiene la flexibilidad. No es trabajar desde casa lo que más feliz hace a los trabajadores, sino contar con la posibilidad de salir de la oficina una hora o dos antes el jueves para poder llevar el coche al mecánico, o adaptar el horario laboral a sus necesidades.

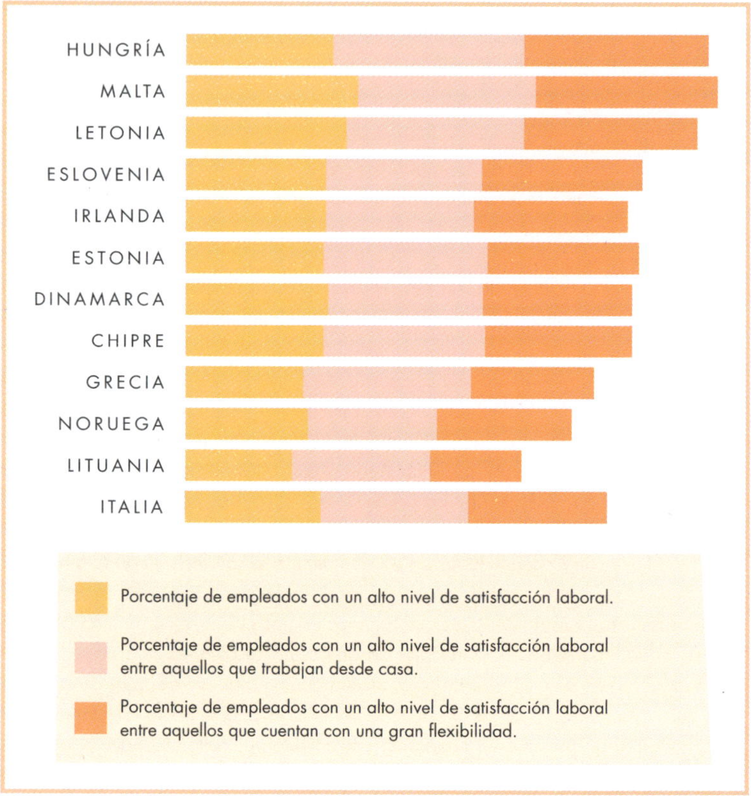

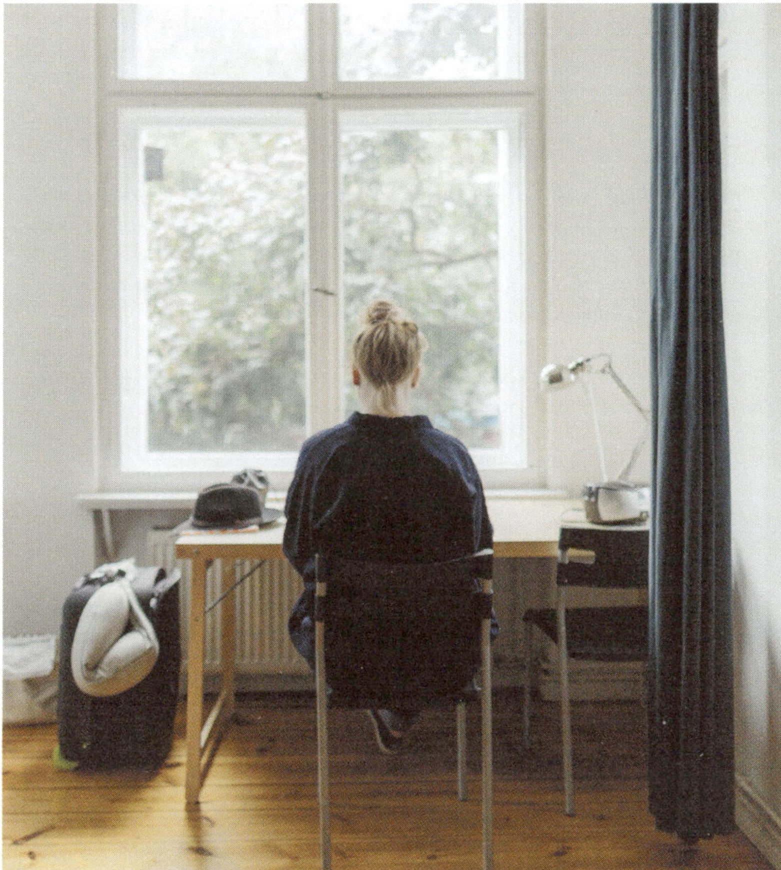

Busca un trabajo flexible

Si estás buscando trabajo, asegúrate de preguntar directamente qué tan flexible es tu puesto en la práctica, y reflexiona sobre si eso en cuestión es lo que más te conviene. En Dinamarca, un «empleo flexible» tiene varias interpretaciones, desde la posibilidad de trabajar desde casa una vez a la semana o al mes hasta la libertad de ir a la oficina cuando tú quieras.

Aquí te dejo cinco preguntas que te ayudarán a identificar el tipo y nivel de flexibilidad que te ofrece una empresa:

¿CUÁL ES SU FILOSOFÍA LABORAL?

¿QUÉ PRESTACIONES TIENEN CENTRADAS EN LA CONCILIACIÓN DE LA VIDA LABORAL Y FAMILIAR?

¿PODRÍAS HABLARME DE ALGUNO DE TUS ACTUALES EMPLEADOS QUE DISFRUTE DE BASTANTE FLEXIBILIDAD?

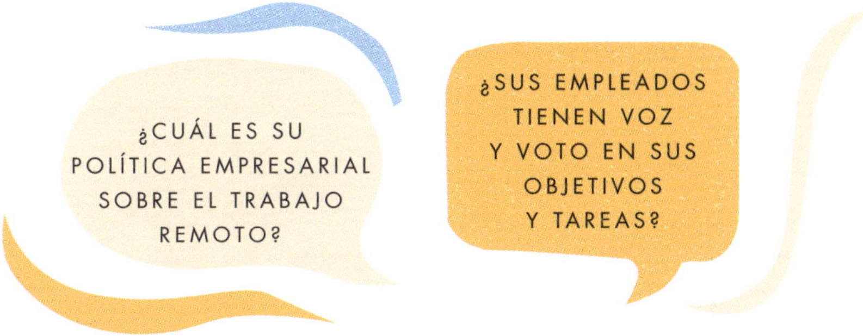

Si te da vergüenza preguntar, fíjate en su filosofía de trabajo. Una empresa danesa con la que trabajamos en el Instituto para la Búsqueda de la Felicidad tenía como costumbre celebrar sus fracasos: consideraban la aceptación del fracaso como un peldaño hacia el éxito. Vivían el mantra de que, si no cometes errores, no estás innovando. Así que tenían un refri lleno de champán y celebraban sus desaciertos.

Y si estás planteándote qué camino profesional seguir para maximizar tu libertad y autonomía, ten en cuenta que, según Monster —una de las principales páginas web de búsqueda de empleo—, los mejores trabajos en esta línea son en contabilidad, recursos humanos, informática, diseño gráfico, arte, consultoría, investigación científica y dirección de *marketing*, además de como especialista en ventas y profesor.

Ten un poco de fe en los demás

Jefe/a: Pero la gente no sabe manejar tanta libertad. ¡Será un absoluto caos!

Tú: No sé. ¿Has oído hablar del programa TDCL de Spotify?

Jefe/a: ¿Timo, Despilfarro, Cinismo y Locura?

Tú: ¡No! Trabaja Desde Cualquier Lado.

En febrero de 2021, Spotify anunció su programa WFA (Work From Anywhere, es decir, «trabaja desde cualquier lado»). En él, ya no era necesario ir nunca más a la oficina, a no ser, claro está, que quisieras hacerlo. Y como se trataba de Spotify, me imagino que lo anunciaron mientras sonaba en la oficina «Freedom», de George Michael.

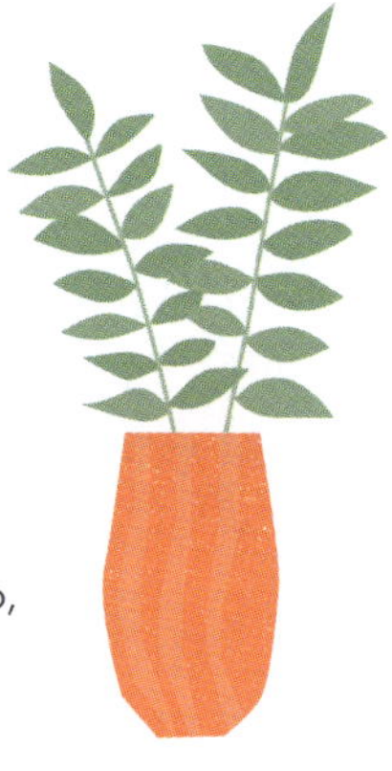

Entonces, ¿todo el mundo hizo las maletas y se mudó a las Bahamas, a Chiang Mai o a Narnia? Pues para nada. Un año después de su lanzamiento, Spotify evaluó el programa: de los 6500 empleados que ahora podían trabajar desde cualquier lado, solo ciento cincuenta —es decir, alrededor del 2%— se habían mudado a otro país. Y de entre sus trabajadores estadounidenses, unos trescientos se habían mudado a otro estado (la mayoría, de Nueva York a Nueva Jersey). Además, seis de cada diez personas seguían utilizando la oficina como lugar de trabajo principal.

Tanto los empleados como las empresas reconocen que trabajar en la oficina tiene algunas ventajas. Algo que Spotify ha implementado en los últimos años ha sido animar a sus equipos a reunirse en persona al menos una vez cada seis meses. La razón de esto es que la confianza —la cual facilita la cooperación— nace más rápidamente cuando la gente se relaciona cara a cara.

Al mismo tiempo que sus empleados ganaban autonomía, Spotify también se beneficiaba del programa WFA. Para empezar, pudieron acceder a nuevas fuentes de talento, ya que muchas de sus nuevas contrataciones procedían de lugares alejados de sus sedes. En segundo lugar, pudieron conservar más porcentaje del talento que ya tenían. En comparación con empresas similares —y mientras en Estados Unidos empezaba a hablarse del fenómeno llamado «gran dimisión»—, Spotify tenía una menor rotación de empleados. O en palabras del gran profeta de los recursos humanos George Michael: «No te decepcionaré / porque me encantaría de verdad / quedarme, oh, sí». Pero, por supuesto, la flexibilidad no tiene por qué significar trabajar desde cualquier lado: puede ser algo tan sencillo como la libertad de no estar atrapado en tantas reuniones.

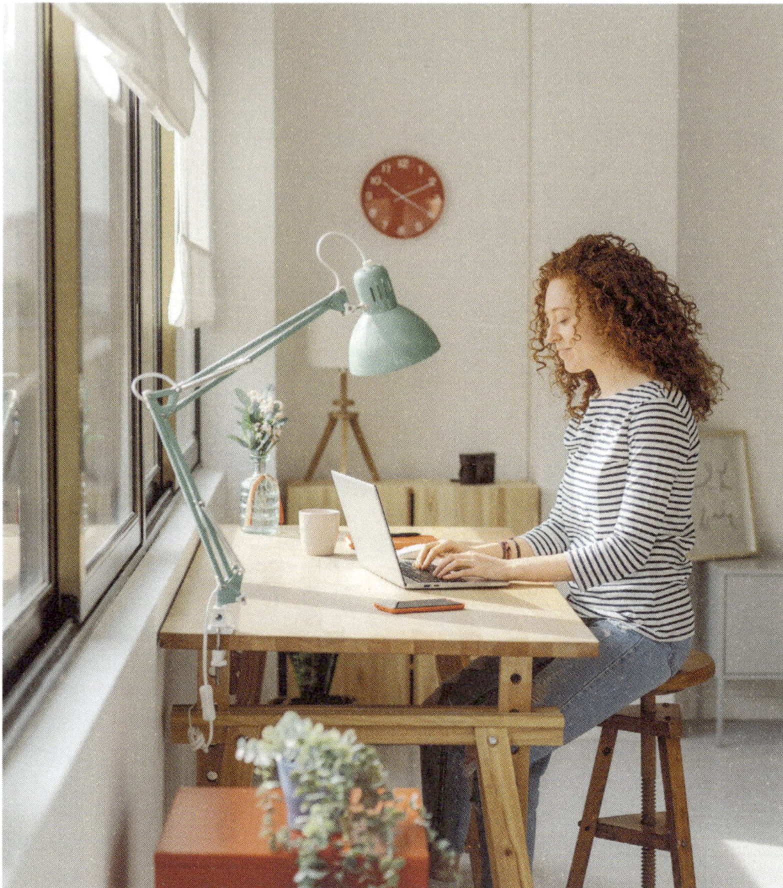

Libro de interrupciones

A la hora de aumentar tanto la productividad como la felicidad laboral, una de mis iniciativas favoritas fue una con la que experimentó Intel, la empresa tecnológica estadounidense: «Tuesday Morning Quiet Time» (en español, «el rato de silencio de los martes por la mañana»).

El objetivo que la iniciativa perseguía era garantizar que los empleados contaran con cuatro horas de concentración ininterrumpidas, un rato en el que la gente pudiera abordar tareas difíciles y complejas en lugar de intentar hacerlas en el cuarto de hora entre dos reuniones o en los nueve minutos entre dos llamadas telefónicas. De este modo, todos los martes entre las ocho y las doce de la mañana, la compañía ponía automáticamente el contestador de voz, apagaba los servidores de correo electrónico y prohibía programar reuniones en esas horas.

Cuando Intel analizó el efecto de la iniciativa, encontró que el experimento, que duró siete meses, había tenido «éxito en la mejora de la eficacia, la eficiencia y la calidad de vida de numerosos empleados en diversos puestos de trabajo». Entre los trabajadores que participaron, el 71% recomendó ampliar la idea a otros departamentos.

Cambia tu forma de pensar

La forma más obvia de tener la máxima libertad posible es ser tu propio jefe. Algunas personas crean empresas porque no pueden evitarlo, otras porque tienen una idea que necesitan materializar y otras por frustración con su actual trabajo (ya sabes lo que suele decirse: si tienes que mendigar un sitio en la mesa, quizás deberías construir la tuya). Y algunas personas deciden hacerse autónomas porque creen que esa decisión las hará felices. Bueno, pues los datos sugieren que probablemente estén en lo cierto.

Gracias a numerosos estudios, hemos descubierto que los autónomos son más felices que los trabajadores por cuenta ajena, tanto en el trabajo como en la vida en general. Sin embargo, hay que tener en cuenta algunas consideraciones. Por un lado, el motivo por el cual una persona se hace autónoma es relevante. ¿Ha sido una decisión propia o era la única opción? Por otro lado, conviene preguntarse si ser autónomo hace más feliz a la gente o si lo que ocurre es que es más probable que la gente feliz se haga autónoma. Quizás las personas satisfechas sean más optimistas y, por lo tanto, piensen que sus negocios irán muy bien, por lo que les será más factible lanzarse a la alberca. La buena noticia al respecto es que podemos hacer un seguimiento personal a lo largo del tiempo para comprobar qué causas y efectos existen en la relación entre ser feliz y elegir trabajar por cuenta propia.

Al hacerlo, lo que vemos es que la decisión de ser autónomo tiene diferente impacto en la calidad de vida de la gente, dependiendo de dónde vivan. Las personas que se hacen empresarias o autónomas son más felices en Europa, Norteamérica, Australia, Nueva Zelanda y Asia Oriental en comparación con los trabajadores por cuenta ajena.

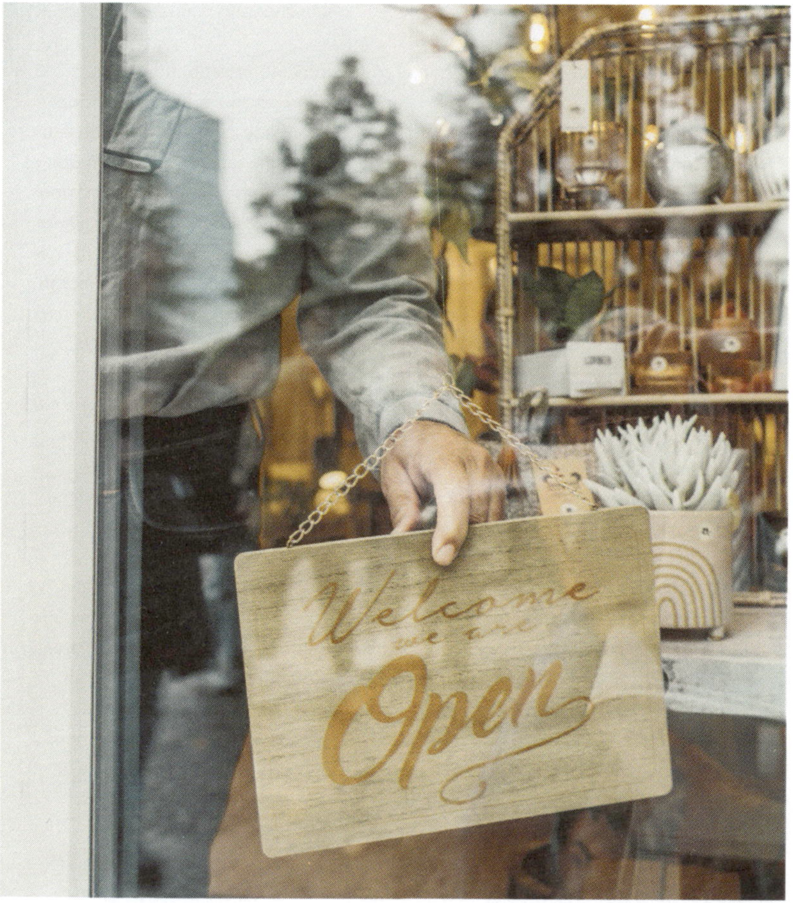
Welcome
we are
Open

En cambio, en América Latina, el Caribe y África subsahariana ocurre lo contrario.

Yo formo parte de la primera estadística: ya han pasado más de diez años desde que se me ocurrió la idea de crear un grupo de investigación sobre la felicidad. Estábamos a finales de septiembre de 2012; me encontraba atrapado en la oficina, trabajando en un proyecto sobre sostenibilidad, cuando me topé con algo llamado el *Informe mundial de la felicidad*. Acababa de ser publicado por las Naciones Unidas a raíz de una «resolución sobre la felicidad» que se había aprobado el año anterior, en la que se les pedía a todos los países del mundo que se centraran más en ver qué podían hacer para mejorar la calidad de vida de sus ciudadanos. El informe incluía un resumen de la investigación y una clasificación de los niveles de felicidad de más de ciento cincuenta países. Ocupando el primer puesto se encontraba Dinamarca. No era la primera vez que veía mi nación situada como la mejor en cuanto a habitabilidad o calidad de vida o cosas del estilo. Pero sí fue la primera vez que me pregunté por qué: «¿Por qué Dinamarca y el resto de los países nórdicos siempre destacan en este tipo de clasificaciones? Alguien debería investigarlo. Alguien debería crear un grupo de investigación que estudie la felicidad de los que vivimos aquí». Y entonces me dije: «Quizás ese alguien... debería ser *yo*».

Enseguida me emocioné ante la perspectiva de trabajar en intentar comprender por qué algunas personas son más felices que otras y qué podemos hacer para mejorar nuestra calidad de vida. Me quedé despierto toda la noche, pensando en diferentes puntos de vista que debería abordar el estudio. ¿Cómo influye el urbanismo en nuestro bienestar? ¿Qué políticas podríamos implementar para ser más felices? ¿Cómo afecta la edad, el salario o la educación en nuestros niveles de felicidad? Había tantas zonas inexploradas en el mapa... y yo solo quería aventurarme en todas ellas. Preferiblemente, con la banda sonora de *Indiana Jones* de fondo.

Pero 2012 fue un año a la estela de la crisis de 2008. Todavía se oía el eco del estallido de la burbuja inmobiliaria y del desplome de los mercados financieros. Crear una empresa en un panorama como aquel era de por sí una idea arriesgada, y encima no era una empresa normal y corriente, sino toda una locura: una empresa sobre la felicidad.

No obstante, hubo un par de cosas que me empujaron a seguir aquella idea tan absurda. En primer lugar, había un mantra que me inspiraba mucho: no hay que intentar ser una persona de éxito, sino de *valía.* Y pensé que analizar la felicidad desde una perspectiva científica podría ser algo muy valioso. En segundo lugar, justo me encontraba viviendo una suerte de *memento mori* (expresión latina que significa «recuerda que morirás»). A mi mentor, quince años mayor que yo y a quien admiraba en muchos aspectos, le habían diagnosticado una enfermedad terminal a los cuarenta y nueve años. Y hacía unos cuantos años mi propia madre había fallecido a esa misma edad. Aquello me hizo pensar: «¿Y si solo llego a los cuarenta y nueve?». En 2012 tenía treinta y cuatro, lo que significaba que, en ese caso, me quedarían quince años nada más. ¿En qué me gustaría invertirlos?

Podía continuar en el trabajo que tenía en aquel entonces, el cual me gustaba y era estable, y en el que me pagaban bien, pero que ya no me apasionaba. O podía embarcarme en el insensato, salvaje y divertido viaje que me imaginaba que conllevaría la idea de investigar la felicidad. Dos meses después de que aquella locura se me ocurriera, había dejado mi empleo y empezado con lo que creía que era un buen proyecto (aunque con una mala laptop). Pero —en tercer lugar— lo que me permitió hacerlo fueron mis ahorros. Llevaba ganando un sueldo bastante decente durante los últimos cinco años, y no era una persona derrochadora. En resumen, mi cuenta bancaria había ido subiendo, por lo que ahora me encontraba en un punto en el que podía seguir con el mismo estilo de vida, relativamente modesto, durante dos años antes de que esos ahorros desaparecieran. Eso significaba que tenía dos años para perseguir aquel sueño. Después me enteré de que a este tipo de ahorros se le conoce como «dinero FU» (del inglés *fuck you*), es decir, que tiene como objetivo mandar a tu jefe a freír espárragos y vivir la vida que quieres. Durante aquellos años no tenía ni idea, pero había estado ahorrando un fondo de libertad.

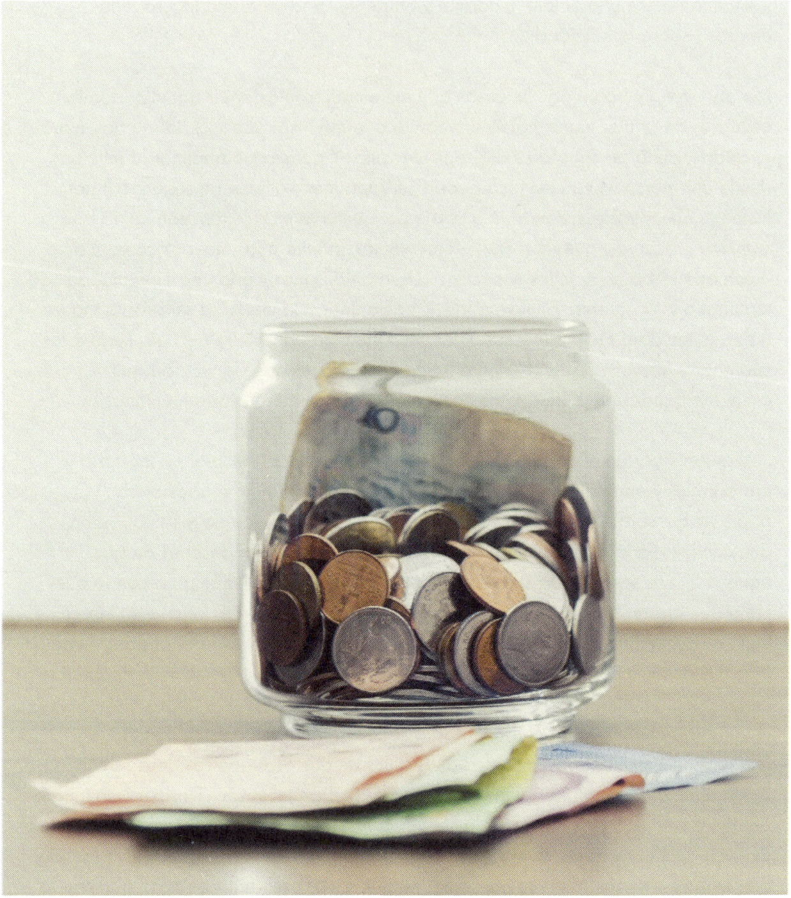

Por qué deberías tener un fondo de libertad

Le llames dinero FU o fondo de libertad, lo importante es que son unos ahorros que te permiten dejar un trabajo en el que no estás a gusto. Además, ese colchón te da ventaja para negociar una mejora de condiciones. Tomemos como ejemplo el caso de Jim Collins, el escritor estadounidense especializado en finanzas que popularizó el término dinero FU. De joven, Collins ahorró dinero para viajar por Europa durante un mes. Cuando le pidió a su jefe que le concediera un mes sabático (en Europa lo llamamos «vacaciones»), este le dijo que no. «A ver —repuso Jim—, la verdad es que quiero hacerlo sí o sí. Así que no tengo más remedio que presentar mi dimisión». Entonces el jefe recapacitó: «Bueno, está bien, tómate tu mes sabático». La moraleja de la historia es que tener ahorros te da más poder en las negociaciones y te hace atreverte más.

También funciona como un seguro. Puede que te encante tu trabajo actual y que tu jefe te apoye, pero no sabes si él planea cambiar de empleo... y entonces, su puesto podría ser ocupado por un imbécil. Y así desaparece tu tan preciada felicidad. Tal vez sea el momento de convertir una afición en un trabajo a tiempo completo o de cambiar de empleo.

Creo que esta es otra capacidad en la que los daneses destacamos, por lo que quizás os convenga inspiraros en nosotros. En comparación con la mayoría de los países de la OCDE (Organización para la Cooperación y el Desarrollo Económico), los daneses cambian de trabajo con bastante frecuencia, lo que puede ser una de las claves para alcanzar la felicidad laboral.

¿No te gusta tu trabajo? Déjalo. Si solo tenemos en cuenta a los empleados a tiempo completo (y no a los que cobran por hora), los daneses se pasan 7.2 años en promedio en la misma empresa antes de cambiar de empleo. En cambio, los italianos se pasan 12.2 años en promedio; los franceses, 10.8 años; y los alemanes, 10.2.

Uno de los motivos que explican el promedio danés es el modelo de su mercado laboral: el modelo de flexiguridad, basado en dos elementos fundamentales: flexibilidad y seguridad. La flexibilidad permite a los empresarios contratar y despedir sin elevados costos de despido, mientras que la seguridad asegura buenas prestaciones por desempleo. Los trabajadores pueden recibir hasta 2600 euros al mes durante dos años, y luego ayudas más bajas. Aunque el costo de vida y los impuestos en Dinamarca son altos, estas prestaciones son generosas en comparación internacional. Esto nos posibilita la libertad de dejar un trabajo que no nos haga felices: contamos con esa libertad.

«Me alegro por ustedes —puede que estés pensando—, pero donde yo vivo no existen tales privilegios». Sí, pues por eso, precisamente, necesitas crear ese fondo de libertad, que también puede funcionar como fondo de emergencia. Las emergencias son parte de la vida. Algunos días son buenos, otros días son malos, y de vez en cuando la vida nos lanza bolas curvas. Todo ello forma parte de la experiencia humana. Leo muchos estudios en los que se realiza un seguimiento de la felicidad de las personas durante décadas: no hay nadie que no sufra reveses en algún momento. Sabemos que también a nosotros nos llegará la hora —desde despidos hasta enfermedades—, así que mejor estar preparados. A la hora de analizar los niveles de bienestar, un factor que parece importante es si se puede o no cubrir un gasto imprevisto de unos mil euros sin tener que pedir dinero prestado.

Por desgracia, el ahorro promedio en países como el Reino Unido y Estados Unidos es preocupantemente bajo: un 40% de los ciudadanos británicos no tiene suficiente dinero como para mantenerse un mes sin su habitual fuente de ingresos, es decir, viven al día, mientras que casi uno de cada diez no tiene ningún tipo de ahorro. A mucha gente le cuesta llegar a fin de mes, por lo que crear un fondo de emergencia puede estar completamente fuera de su alcance. Sin embargo, es algo muy aconsejable para quienes sí pueden permitírselo.

Una forma de ahorrar más es reducir el desperdicio alimentario. Una familia británica promedio (con hijos) desperdicia cada año alrededor de 800 euros en comida. ¿Y si anualmente invirtieras esa cantidad en la Bolsa en vez de en la basura? El mercado bursátil sube unos años y baja otros, y, aunque los resultados pasados no predicen las ganancias futuras, suele seguir subiendo alrededor de un 8% en promedio. Es decir, en veinte años esos 800 euros se habrán convertido en unos 16000. Y gracias a la magia de la octava maravilla del mundo, el interés compuesto, en otros veinte años se habrán convertido en unos 37000 euros —casualmente, la renta neta promedio aproximada de los hogares británicos, mientras que la de los españoles se sitúa casi en los 35000 euros anuales—, o en unos 92000 al cabo de treinta años.

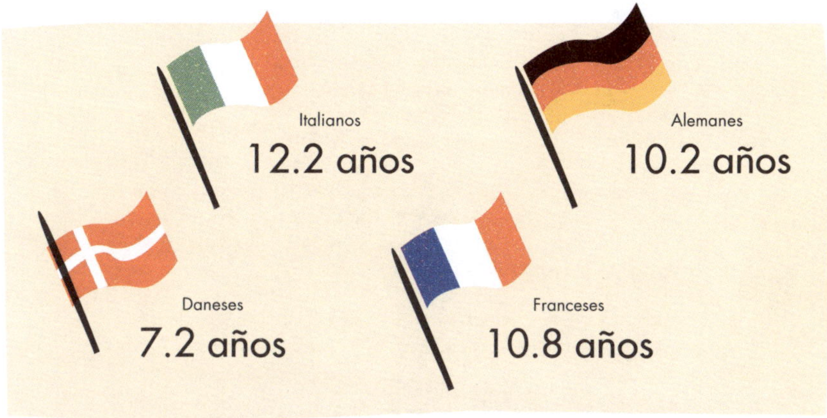

CONSEJO PARA SER FELIZ: TRECE FORMAS DE INCREMENTAR TUS AHORROS

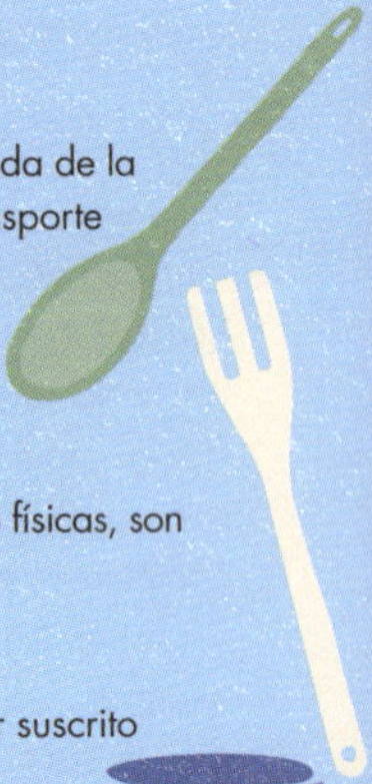

1. Deshazte de tu coche. Los vehículos son uno de los mayores gastos en la vida de la mayoría de la gente. Plantéate ir a los sitios caminando, en bici o en transporte público.

2. Prepárate tú mismo la comida. Comer fuera de casa es caro. Cocinar no solo es más barato, sino también divertido y más sano.

3. Recurre a la segunda mano. Las tiendas de segunda mano, ya sean *online* o físicas, son un sitio estupendo para encontrar ofertas de todo tipo de objetos, desde ropa hasta muebles.

4. Cancela las suscripciones que no aproveches. ¿De verdad necesitas estar suscrito a esa plataforma audiovisual o a esa revista? Cancela todas las que no utilices con regularidad.

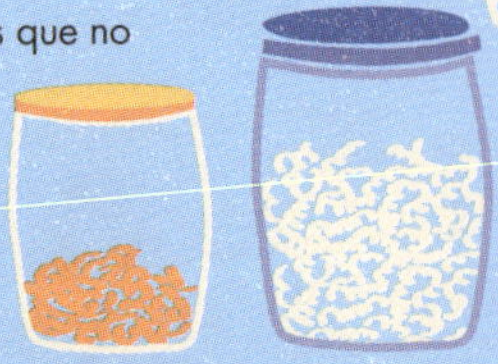

5. Haz las compras de forma estratégica. Compra a granel y planifica tus comidas en función de las ofertas. Decántate por ingredientes básicos, como verduras frescas y en conserva, legumbres o arroz, ya que dan para muchas cosas.

6. Reduce tu consumo de energía. Ten desenchufados los aparatos electrónicos mientras no los uses, apaga la luz cuando salgas de una habitación, tiende la ropa en vez de usar la secadora, apaga la calefacción cuando no estés en casa y plantéate cambiar tus bombillas a unas LED.

7. Vende aquello que no uses. Gana un dinerillo extra vendiendo cosas que ya no te sirvan, como ropa, libros o aparatos electrónicos.

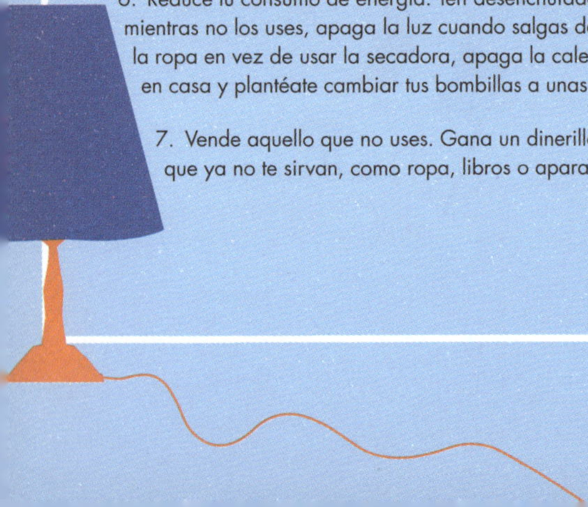

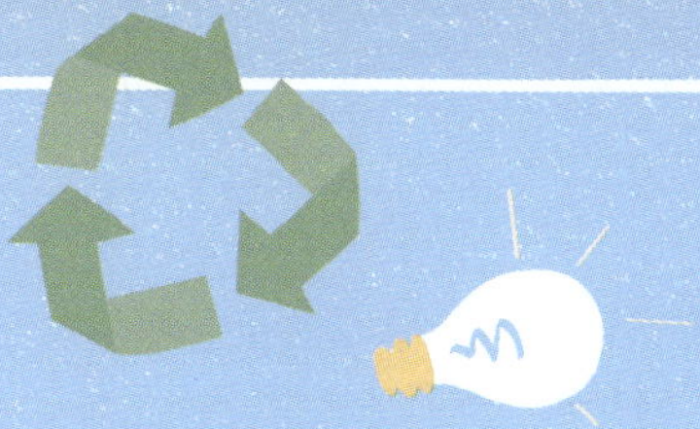

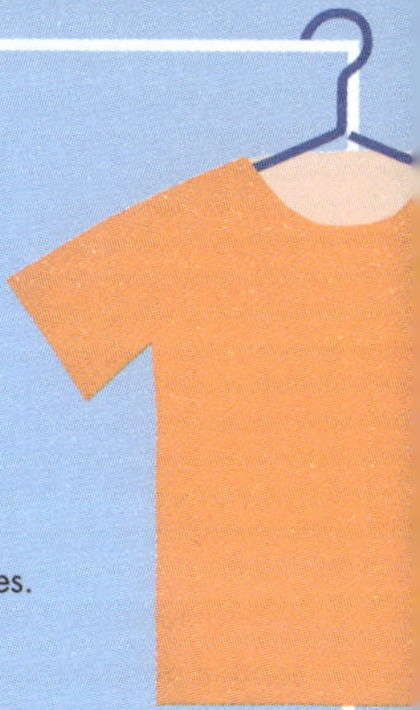

8. Repara tú mismo las cosas. En YouTube hay un montón de tutoriales. Ahorra dinero reparando tú mismo las cosas que se rompan, en lugar de contratando a un profesional.

9. Invierte en calidad, no en cantidad. No derroches dinero en cosas baratas, que tengas que estar reponiendo todo el tiempo, ni en cosas desechables. En vez de eso, invierte en objetos de buena calidad que te duren más.

10. Utiliza los servicios públicos. Los parques, bibliotecas y centros cívicos ofrecen actividades gratuitas y entretenidas. ¡Aprovéchalos!

11. Disfruta de tu hogar. Organiza en tu propia casa noches de juegos y de cine, así como cenas, en lugar de siempre salir de casa. Ahorrarás dinero a la vez que disfrutas de tus amigos.

12. Cuida tus objetos personales. Un buen cuidado puede alargar la vida útil de tus posesiones. Usa correctamente tu ropa, electrodomésticos y otros aparatos para ahorrar dinero a largo plazo.

13. Utiliza el truco del redondeo. Cada vez más aplicaciones de bancos están incluyendo el servicio de redondeo, que consiste en redondear para arriba el total de una compra e ingresarlo en una alcancía o cuenta de ahorro. Si gastas 15.25 euros, ahorrarás 75 céntimos sin que tú tengas que hacer nada.

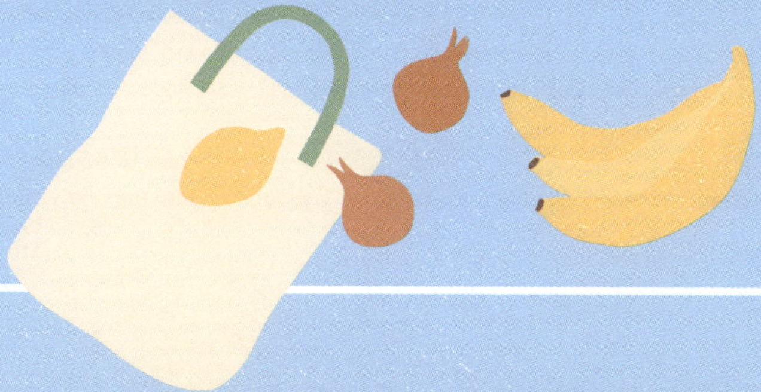

Jubilarse a lo grande

Obviamente, la libertad máxima a la que todos aspiramos es la jubilación. Aunque es fácil desesperarse al ver cuántos años de trabajo te quedan por delante, cuanto mejor lo planifiques, antes llegará ese día.

Hay quien ha tomado la idea del fondo de libertad y la ha convertido en la opción FIRE. FIRE («fuego» en inglés) es el acrónimo de Financial Independence Retire Early (Independencia Financiera, Jubilación Anticipada), un nombre muy apropiado para un plan que, en esencia, te permite ir como *Corazón valiente*.

La opción FIRE consiste en vivir modestamente, ahorrando e invirtiendo al menos el 50% de los ingresos para mantenerse con los ingresos pasivos de esas inversiones. Uno de los líderes intelectuales de la comunidad FIRE es el danés Jacob Lund Fisker, que publicó la obra *Early Retirement Extreme* («Jubilación anticipada extrema») en 2010. Vive en Estados Unidos con unos 7000 dólares anuales, y se jubiló a los treinta y tres años. Su capacidad para vivir con tan poco se debe a que prefiere hacer todo él mismo, como fabricar su propio detergente. Pero la mayoría de los miembros de la comunidad FIRE no son tan extremistas. Según afirma Bianca DiValerio:

Una vez que conocí la idea de la jubilación anticipada, entendí que tenía mucho más sentido comprar una caja de vino por dieciocho dólares e invitar a casa a mis amigos que gastarme esos dieciocho dólares en una única copa de vino. Sigues pudiendo hacer las mismas cosas que siempre: simplemente cambia un poco el cómo.

Bianca empezó a trabajar como azafata de vuelo a los veintidós años, logró ser independiente económicamente a los cuarenta y se jubiló a los cuarenta y cuatro.

Es todo un logro en sí mismo, pero, sobre todo, si tenemos en cuenta que lo perdió todo en 2008, cuando estalló la crisis financiera. En aquel momento, tenía tres propiedades —fruto de la inversión— que tuvo que vender por menos de lo que en realidad valían.

Bianca conoció el concepto FIRE en 2016, momento a partir del cual comenzó a controlar cada céntimo que gastaba. El primer año recortó en todo y vivió de forma superaustera.

Por ejemplo, en el aeropuerto una ensalada de mierda te cuesta ocho dólares, pero si la hago yo misma, aun echándole salmón y otras cosas ricas, me cuesta entre tres y cuatro dólares.

Compró un Honda CRV de segunda mano por 9000 dólares en efectivo en Craigslist, y paseaba perros con un servicio que, como retribución, le sacaba a su perro gratis cuando ella estaba fuera trabajando. En aquel primer año se gastó un total de 18297 dólares; eso, y trabajar horas extra, le permitió ahorrar el 77% de sus ingresos restantes: es decir, 61719 dólares. Cuanto mayor es la tasa de ahorro, más rápido llega la jubilación. No es el volumen de tus ingresos lo que determina cuándo podrás jubilarte, sino tu tasa de ahorro. Alguien que gane 50000 euros al año y gaste una cifra parecida no podrá jubilarse antes de tiempo. Sin embargo, alguien que gane 40000 euros al año y gaste 30000 podría jubilarse tras treinta y dos años, con una rentabilidad del 5 % durante los años de ahorro y una tasa segura de retiro del 4%. Hablaremos de ello enseguida.

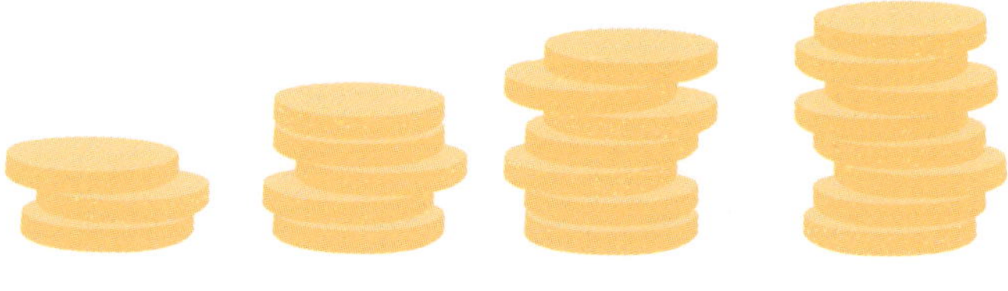

¿CUÁNTOS AÑOS TE QUEDAN HASTA LA JUBILACIÓN?

PORCENTAJE DE TASA DE AHORRO	AÑOS DE TRABAJO HASTA LA JUBILACIÓN
5	66
10	51
15	43
20	37
25	32
30	28
35	25
40	22
45	19
50	17
55	14.5
60	12.5
65	10.5
70	8.5
75	7
80	5.5
85	4
90	Menos de 3
95	Menos de 2
100	0

Una regla general de la comunidad FIRE es la regla del 4%. Se basa en el estudio Trinity, en el que los investigadores analizaron cuál era históricamente la tasa segura de retiro para no quedarse sin dinero en una jubilación de treinta años. Yendo al grano, ¿cuánto dinero tengo que retirar de mis inversiones al año para no quedarme sin dinero? Pues, según este estudio, si retiras un 4% anual de tus inversiones, tienes una probabilidad muy alta de que tu dinero no te aguante treinta años. En el caso de Bianca, por ejemplo, sus ahorros ascienden hasta los 650 000 dólares, por lo que, según la regla del 4%, no puede sacar más de 26 000 al año para cubrir sus gastos.

Para calcular cuánto necesitarías tener invertido según la regla del 4%, tienes que calcular el total de tus gastos anuales y multiplicarlo por veinticinco. Por ejemplo, 10 000 euros de gastos anuales equivalen a 250 000 euros invertidos, y 50 000 euros, a 1.25 millones. Para la mayoría de la gente se trata de una cantidad astronómica, por lo que algunas personas de la comunidad FIRE optan por la opción «fuego de barista», es decir, trabajar solo medio tiempo y dejar que tus inversiones cubran el 50% de tus gastos, por ejemplo. Sin embargo, el hecho de que cada gasto tenga que corresponderse con una inversión veinticinco veces mayor significa que las personas que siguen el método FIRE se centran mucho en reducir sus gastos. Un café de 2 euros al día supone un gasto anual de 730 euros, por lo que, según la regla del 4%, tendríamos que invertir 18 250 euros para cubrirlo. Por ende, a mucha gente le resulta más fácil suprimir ese gasto que intentar cubrirlo. Según Bianca:

No creo que este método sea para todo el mundo. No es fácil conseguirlo. Hay que retrasar mucho la gratificación, y no vivimos en una sociedad acostumbrada a la paciencia. Pero sí que creo que todos podemos hacer algo por mejorar nuestra jubilación, y el primer paso es controlar los gastos.

La fórmula para alcanzar la independencia financiera puede parecer sencilla —ganar más, gastar menos e invertir la diferencia—, pero ponerla en práctica es, en realidad, muy difícil.

Sea como sea, me impresiona la creatividad de la gente para buscarse un sustento extra: pasear a perros, rellenar encuestas, dar clases particulares, trabajar como extra en películas, vender esquejes de plantas, alojar a estudiantes internacionales, alquilar habitaciones, transcribir pódcast o trabajar como cliente misterioso. Si ese extra empieza a generarte más dinero, plantéate cambiar de tu empleo actual al secundario, sobre todo si tienes un colchón de ahorro. Puede que sea el trabajo de tus sueños. Lo más importante es saber qué te resulta suficiente y cuándo parar. Pregúntate cómo cambiaría tu día a día con 100 euros más al mes. ¿Reduciría tus preocupaciones económicas y permitiría apuntar a tus hijos a clases de natación? Ese extra repercutirá entonces en tu felicidad. Pero si solo sirve para comprar vino más caro, quizás no vaya a aumentar tu satisfacción vital.

Aunque el objetivo final es no volver a trabajar, es interesante ver que la mayoría de los británicos y estadounidenses que siguen el método FIRE no se retiran por completo. Dedican su tiempo a escribir libros, armar sus propias empresas, crear música, trabajar como asesores, hacer voluntariado a tiempo completo, pintar o ayudar a la gente a remodelar sus casas.

Jubilarse no tiene por qué significar estar todo el día en una playa bebiendo margaritas, aunque te hayas pasado una vida entera luchando para conseguirlo. Durante la primera semana, o incluso durante el primer mes, desconectar puede sentarte de maravilla, pero más pronto que tarde mucha gente comienza a aburrirse de no hacer nada (y, además, los pequeños paragüitas de los cocteles se meten siempre en la nariz).

De hecho, después de dejar su trabajo por contar con suficiente dinero procedente de las inversiones, al parecer algunas personas experimentan síntomas de depresión tras el primer sentimiento de «Oda a la alegría: nunca más tendré que trabajar».

Actualmente, el Instituto para la Búsqueda de la Felicidad está llevando a cabo un estudio de cinco años llamado «Seniorklar» («preparados para la tercera edad»),

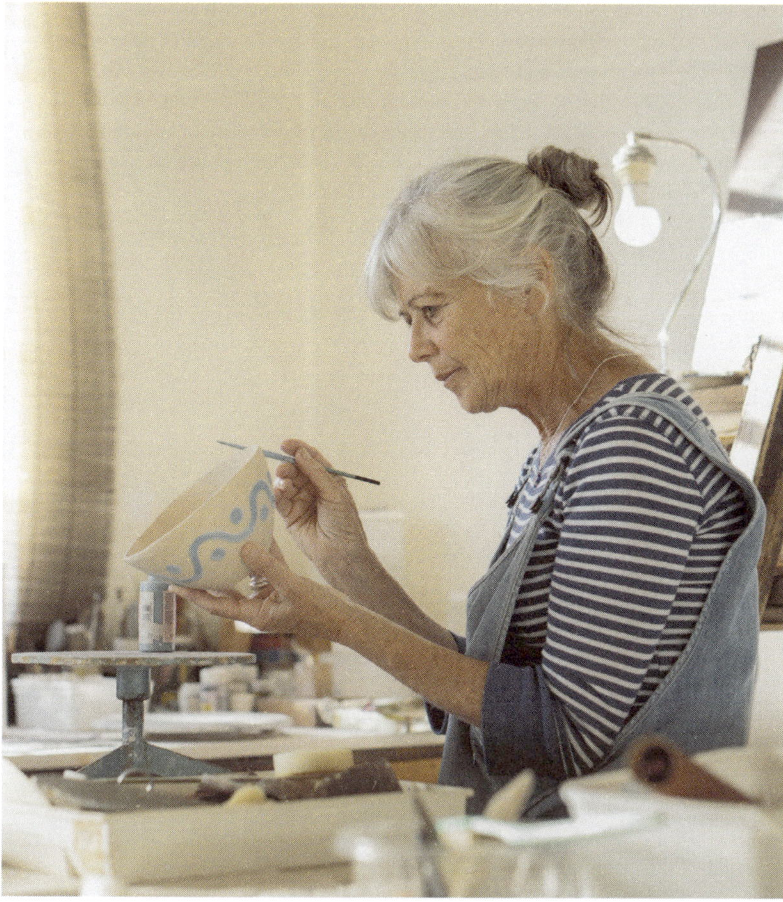

que analiza la relación entre trabajo y felicidad y cuenta con 14000 personas mayores danesas. Los resultados incipientes muestran que los mayores que siguen trabajando después de la edad tradicional de jubilación son más felices y se sienten menos solos. Sin embargo, en el momento de escribir estas líneas aún no se sabe con certeza cuál es la causalidad, ya que una mala salud reduce la felicidad y la capacidad para trabajar después de la jubilación. Pero hay indicios de que seguir trabajando después de la jubilación aumenta la felicidad. Entre quienes siguen haciéndolo, el 43% dice que el trabajo les da un sentido de propósito y el 35% disfruta sintiéndose útil y productivo.

En este sentido, Pete Adeney, que es esencialmente el líder de culto del movimiento FIRE, ha declarado que los días en los que mejor se siente son aquellos en los que alcanza algún logro —completar tareas difíciles, levantar algo pesado, hacer senderismo, practicar la carpintería—, mientras que los días en los que peor está son en los que no ha hecho nada.

«He aprendido que el trabajo es una fuente de felicidad increíblemente poderosa. La clave es que debe ser un trabajo creativo, social y estimulante que te lleve hacia un propósito en el que creas». Además, sostiene que la mayoría de las tareas resultan más apasionantes cuando no hay que hacerlas por dinero: la máxima libertad en el trabajo es tener la opción de no hacerlo.

La opinión de Pete hace eco de las conclusiones de uno de mis estudios favoritos, «Time Use and Happiness of Millionaire: Evidence from the Netherlands» («Uso del tiempo y felicidad de los millonarios: datos de los Países Bajos»), publicado por la revista *Social Psychological and Personality Science* en 2019. El estudio analiza a qué dedican su tiempo las personas más ricas y la relación de esto con la felicidad.

En primer lugar, los millonarios dedican más tiempo al ocio activo, como hacer deporte —encerando su avión privado, me imagino— o voluntariado, frente al ocio pasivo, como ver la televisión. En segundo lugar, trabajan aproximadamente el mismo tiempo que el resto de la población, pero con más control sobre sus tareas. Los acaudalados deciden qué hacer y cómo hacerlo durante el 93% de su tiempo de trabajo, comparado con el 76% de la población general.

La gente acaudalada puede decidir *qué* hacer y *cómo* hacerlo durante el 93% de su tiempo de trabajo, en comparación con el 76% que ostentamos el resto de la población. Pero en ambos grupos la autonomía laboral estaba positivamente relacionada con la satisfacción vital.

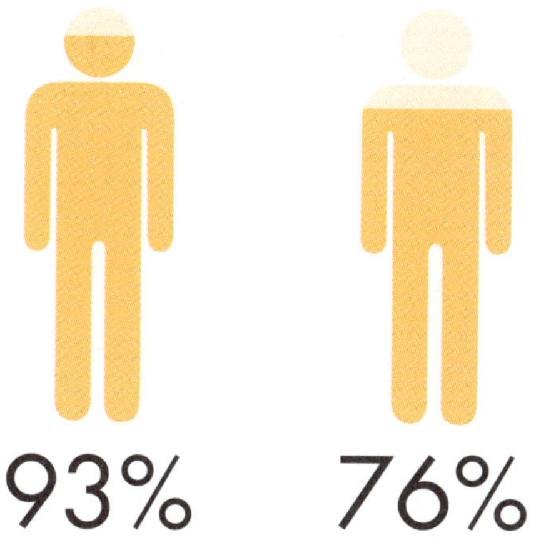

En conclusión, la libertad laboral es buena para la felicidad. Idea aprendida. Pero resulta que el camino al trabajo también es muy importante.

La libertad tiene dos ruedas

¿Te acuerdas del estudio llevado a cabo por Daniel Kahneman y su equipo, en el que analizaban lo que las participantes habían hecho el día anterior y cómo se habían sentido al respecto? La actividad diaria peor calificada fue el trayecto matutino al trabajo, y la tercera peor, el trayecto vespertino. Sin embargo, los desplazamientos no tienen por qué ser un fastidio: la clave es que te asegures de que te permitan mover el cuerpo de alguna manera, ya sea caminando, corriendo, en patín o en bicicleta.

Nueve de cada diez daneses tienen una bici; de hecho, en Copenhague el 62% de la gente va en bici al trabajo, hasta el punto de que también es así como los diputados acuden a Borgen, la sede del Gobierno danés. En total, los ciclistas copenhagueses recorren más de 1.2 millones de kilómetros al día.

Desde el punto de vista de la felicidad, un viaje activo al trabajo es siempre mejor que uno pasivo. Varios estudios demuestran que movernos en bici o caminando mejora nuestro estado de ánimo. Una investigación de la Universidad McGill de Montreal analizó qué tipo de transporte era más conveniente para el estado anímico. Participaron 3 400 personas y se tuvieron en cuenta las estaciones del año y seis medios de transporte: coche, autobús, tren, metro, bici o a pie. También analizaron otros aspectos que afectaban la satisfacción. Al final, los resultados concluyeron que quienes se movían a pie o en bici reportaban mayor satisfacción general. Incluso afirmaban que sus desplazamientos influían positivamente en su felicidad vital, mientras que los que tenían que conducir o tomar el bus se situaban al final de la clasificación. Los usuarios de metro y tren se encontraban en un punto intermedio.

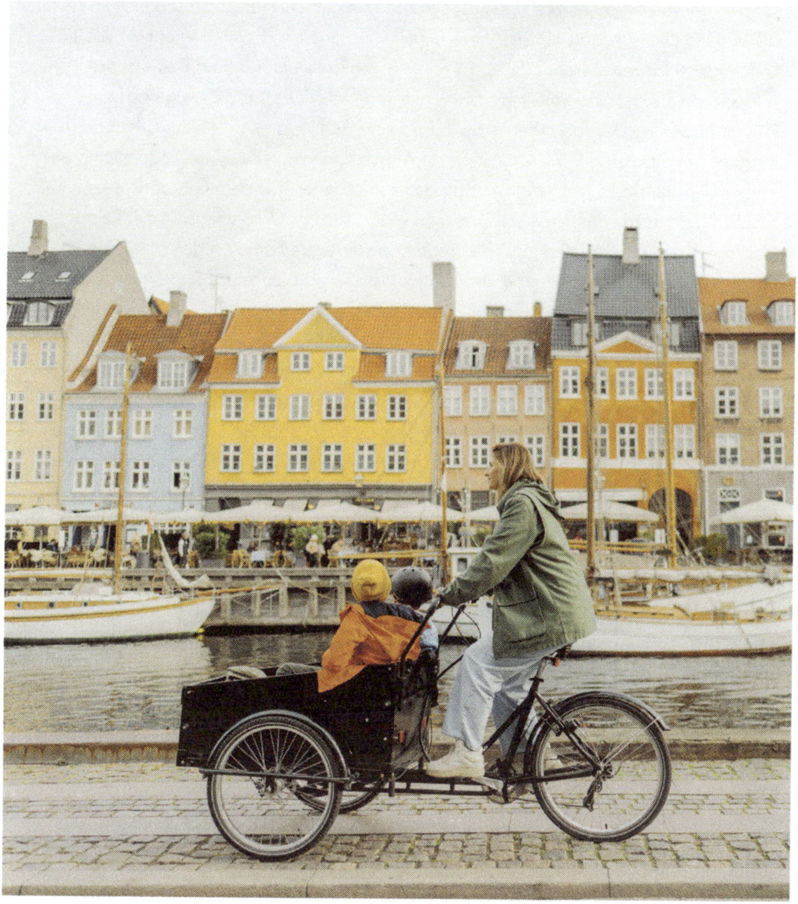

Otro estudio —cuyo nombre sigue la regla de que cuanto más largo sea el título de un artículo científico, mejor: «Does Active Commuting Improve Psychological Wellbeing? Longitudinal Evidence from Eighteen Waves of the British Household Panel Survey» («¿Mejoran los desplazamientos activos al trabajo el bienestar psicológico? Datos longitudinales de dieciocho series de la Encuesta de Hogares Británicos»)—, llevado a cabo por un equipo de la Universidad de Anglia Oriental, realizó un seguimiento de los participantes a lo largo del tiempo para comprender qué ocurre cuando se cambia de medio de transporte. Tras estudiar a un grupo de 18 000 personas en el Reino Unido, los investigadores descubrieron que aquellas que cambian de conducir a caminar o a andar en bici experimentan mejoras en su bienestar psicológico, incluso si el viaje dura entonces más tiempo.

Todo está a un paseo de distancia si tienes tiempo para ello. Pero, dejando las bromas a un lado, en sí la distancia a recorrer para llegar al trabajo obviamente afecta que puedas ir o no caminando o en bici. Alrededor del 46% de los trabajadores daneses viven a diez kilómetros o menos de su lugar de trabajo, y un 29% a cinco kilómetros o menos. Ambas distancias son, sin duda, factibles en bicicleta.

A mí, andar en bici me hace sentir libre, especialmente al sobrepasar a todos esos coches atrapados en el tráfico matutino. En las horas pico de Copenhague, ir en bicicleta suele ser la forma más rápida de llegar a cualquier sitio, y además te libras del estrés, la preocupación y el costo de buscar estacionamiento. Los coches consumen dinero y fomentan el sedentarismo; las bicicletas consumen grasa y ahorran dinero. Puede que tu empleo se encuentre demasiado lejos de tu casa como para ir en bici, pero otra opción para reducir tu uso del coche puede consistir en hacer las compras caminando andando o en bicicleta.

En el Reino Unido, un ciudadano promedio se gasta 218 libras al mes en gasolina o diésel, y un hogar promedio destina unas 1 100 libras al año en las compras y financiación del coche, lo que representa el 4.3% del presupuesto familiar anual. Imagínate invertir esa cantidad en tu fondo de libertad.

TAREAS PARA SER MÁS FELIZ

- [ ] Empieza a llevar un recuento de tus gastos. ¿Cuánto dinero necesitas en realidad al año para vivir, teniendo en cuenta tu nivel de vida? Te será útil preguntarte a ti mismo cuestiones como: «¿De verdad necesito HBO, Netflix, Disney Plus y Amazon Prime?» ¿O puedo alternar entre las cuatro plataformas, reduciendo el costo a aproximadamente una cuarta parte? Recuerda que «barato» se pronuncia «austero».
- [ ] Ten un fondo de libertad. «¡Pero me encanta mi trabajo!», puede que digas. Y qué padre, eso me encanta. Sin embargo, ¿y si eso cambia? Dentro de cinco años, tu jefe podría dejar la empresa para iniciar su propio negocio, mientras que Jared, quien no deja de hablar de su Porsche y de lo duro que entrena para presentarse al Ironman, espera que le entregues el informe el lunes a las ocho de la mañana.
- [ ] Piensa en qué actividad paralela a tu trabajo te gustaría realizar. No tiene por qué ser algo lucrativo, solo algo que te parezca divertido y sobre lo que tengas un control absoluto.
- [ ] Plantéate si es factible introducir en tu lugar de trabajo iniciativas como la regla de los tres metros o la hora de silencio de los martes por la mañana.
- [ ] Si estás buscando un nuevo empleo, recuerda preguntarles a tus entrevistadores por la flexibilidad laboral. O si te estás planteando cambiar de carrera profesional, investiga las posibles alternativas también desde el punto de vista de la flexibilidad.
- [ ] Es hora de desempolvar la bicicleta para mejorar tu ánimo. Si tu trabajo está demasiado lejos para ir en bici o caminando, plantéate buscarte otro trabajo o mudarte (aunque entiendo que no siempre es posible, especialmente con hijos). Si puedes llegar en bici o a pie, deja los desplazamientos en coche… o incluso tu coche. Esta decisión te ayudará a gastar menos dinero, estar más sano y ser más feliz.

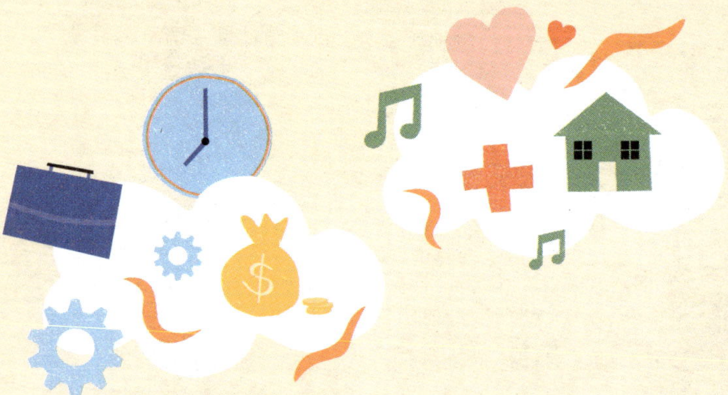

CAPÍTULO

5

EL MITO DE LA CONCILIACIÓN ENTRE TRABAJO Y VIDA PERSONAL

En el capítulo 1 mencioné la palabra japonesa *karoshi,* nacida en los años setenta del siglo pasado para describir muertes relacionadas con el estrés laboral o con una cultura de trabajo brutal.

En 2015, una joven que trabajaba para Dentsu, una agencia de publicidad nipona, se tiró al vacío. La empresa fue multada por haberla obligado a hacer más de cien horas extra no remuneradas al mes, y su director general dimitió. Desde entonces, tanto el Gobierno japonés como Dentsu han implementado medidas para mitigar los *karoshi*, como apagar las luces de la oficina a las diez de la noche para forzar a los empleados a irse a casa. Además, el Gobierno ha decretado que es obligatorio tomar al menos cinco días de vacaciones al año, aunque los trabajadores tienen derecho a veinte días anuales, de los cuales muchos no se usan. A pesar de estas medidas, siguen reportándose cientos de casos de *karoshi*, aunque se sospecha que muchos no se denuncian, por lo que la cifra real podría ser aún mayor.

Lo que empezó como un fenómeno japonés es ahora un problema mundial, que está minando nuestra salud y nuestro bienestar. Un relevante estudio, realizado por la Organización Mundial de la Salud en 2021, reveló que cada año mueren 745 000 personas por derrame cerebral y cardiopatía isquémica (también conocida como enfermedad coronaria) como consecuencia directa de largas jornadas laborales, definidas como un mínimo de cincuenta y cinco horas semanales. Esto supone un aumento del 29% desde el año 2000, lo que demuestra que el exceso de trabajo es un grave problema de salud pública en todo el mundo.

Los efectos que tienen en nuestra salud y longevidad estas jornadas laborales largas son tanto directos como indirectos. La presión arterial elevada producto del estrés crónico, por ejemplo, la sufrimos de forma directa; de manera indirecta vemos cómo este exceso de trabajo afecta otras partes de nuestra vida, por ejemplo, llevándonos a dormir menos, a hacer menos ejercicio (si es que lo haces), a comer alimentos menos saludables y a fumar y beber más, todo lo cual afecta nuestra salud.

El estudio de la OMS en 2021 examinó durante diez años los efectos del exceso de trabajo en la salud a largo plazo. Las muertes por sobreexplotación laboral no son repentinas. Esto es algo bueno: nos permite intervenir antes de que sea demasiado tarde.

Algunas personas incluso toman medidas drásticas para evitar trabajar demasiadas horas. Hace más de cinco años, en la pausa para comer de una conferencia sobre felicidad laboral en Seúl, conocí a un joven de veintipocos años que impresionaba por su inteligencia. Aunque ayudaba en la conferencia mientras aún estaba en la universidad y no había comenzado su carrera profesional formalmente, mostraba un gran potencial. Durante nuestra conversación, se inclinó sobre la mesa hacia mí como si estuviera a punto de revelarme un secreto nacional cuando le pregunté sobre sus planes futuros.

—Quiero mudarme a Estados Unidos —me confesó—. No me importa en qué campo trabajar, aunque me parece que el tecnológico es el mejor si quiero emigrar.

—¿Y por qué quieres marcharte de Corea? —le pregunté.

—Porque me gustaría tener un equilibrio entre el trabajo y mi vida personal. Sé que en algunas partes de Europa cuentan con una conciliación de cinco estrellas y que la de Estados Unidos es solo de tres, pero es que aquí no tenemos ni una.

Por desgracia, los datos lo respaldan. Según la OCDE, el promedio mundial de horas trabajadas en 2021 por empleado y año fue de 1716. El menor número de horas se trabajó en Alemania, Dinamarca y Luxemburgo, y el mayor en México, Costa Rica y Chile. No puedo evitar observar una correlación entre el número de horas trabajadas al año y los niveles de felicidad: según parece, los países más felices son también los que trabajan menos horas. No trabajar no es bueno para nuestra satisfacción vital, pero trabajar demasiado tampoco lo es.

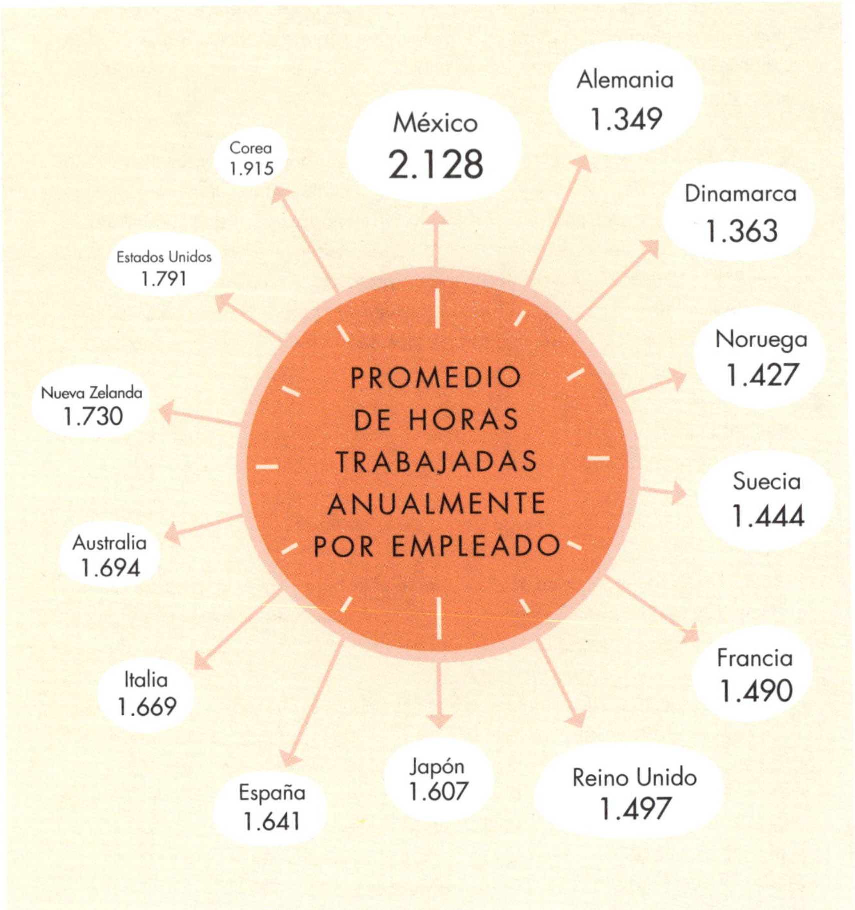
PROMEDIO DE HORAS TRABAJADAS ANUALMENTE POR EMPLEADO
México 2.128
Alemania 1.349
Dinamarca 1.363
Noruega 1.427
Suecia 1.444
Francia 1.490
Reino Unido 1.497
Japón 1.607
España 1.641
Italia 1.669
Australia 1.694
Nueva Zelanda 1.730
Estados Unidos 1.791
Corea 1.915

Conciliación entre trabajo y vida privada al estilo escandinavo

Cuando hablo con gente que se ha mudado a Dinamarca desde el Reino Unido o Estados Unidos, suele salir el tema de la diferencia que hay entre la conciliación laboral de mi país y del suyo. Cathy Strongman lo describió a la perfección en un artículo publicado en *The Guardian* en 2012, época en la que se encontraba viviendo en Copenhague con su familia.

> Nuestra calidad de vida se ha disparado y nuestra lealtad a Londres se ha visto sustituida por un entusiasmo casi vergonzoso por todo «lo danés». El mayor cambio ha sido la diferencia de conciliación entre la vida laboral y la familiar. Mientras que antes teníamos que esperar a las nueve para cenar algo, una vez que Duncan se escapaba del trabajo y llegaba a casa, ahora sale a las cinco. Si trabajas más tarde de las cinco y media, la oficina es un depósito de cadáveres. Si trabajas el fin de semana, los daneses te toman por loco. La idea es que las familias tengan tiempo para jugar y cenar juntas todos los días. Y funciona. Duncan baña y acuesta a nuestra hija de catorce meses, Liv, casi todas las noches. Son mejores amigos en vez de dos extraños que intentan conocerse cuando llega el fin de semana.

Busqué a Cathy en internet: da clases en el estudio de pilates que puso en Stavanger (Noruega), ya que el trabajo de su marido los llevó de Copenhague a Houston y, luego, de vuelta a Escandinavia. Liv tiene ahora doce años y tres

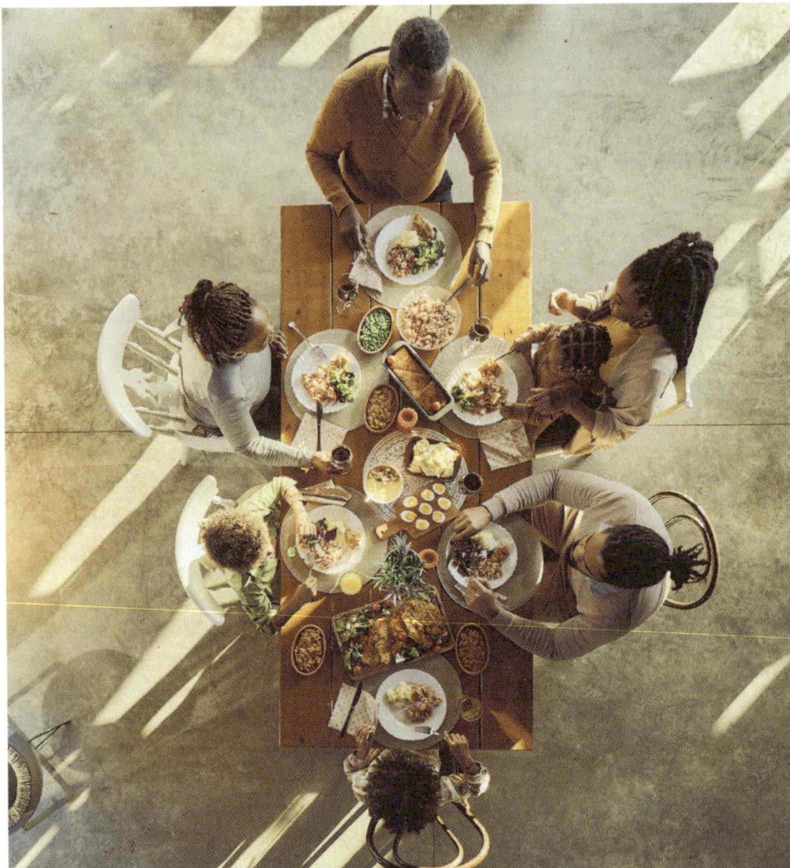

hermanos. Hablamos un poco de la diferencia que existe entre los países escandinavos, el Reino Unido y Estados Unidos en el tema de la conciliación de la vida laboral y familiar.

«En Escandinavia noto que se respeta mucho la vida personal de la gente y su tiempo —me dijo—. Y cada uno trabaja a su propio ritmo. En Londres podía salir de la oficina a las siete y Duncan incluso a las diez y media, mientras que aquí el trabajo está mucho más condensado. No es que se trabaje menos, sino que está más condensado. Tus tareas son tu responsabilidad, por lo que puedes completarlas a tu propio ritmo. Terminas lo que tengas que hacer antes de las cinco, y, si no, te vas a casa, cenas y, si acaso, te pones a trabajar un poco más por la noche».

«En Noruega, si estás en medio de una reunión y te llaman del *barnehage* [guardería] para que recojas a tu hijo, vas a recogerlo sin pensártelo dos veces. Si eso mismo te pasa en Londres..., te entra un pánico demencial». Cathy no puede evitar fijarse en cómo el trabajo se apodera de nuestro tiempo libre: gente de vacaciones hablando de trabajo por teléfono en la playa, personas que abandonan el convite de una boda porque su trabajo las necesita. «Eso nunca ocurriría aquí», afirma.

También cree que la gente se siente más intimidada, laboralmente hablando, en Estados Unidos y en el Reino Unido: priorizan su trabajo por miedo a perderlo. En cambio, en Escandinavia es más fácil lanzarse a la intemperie porque sabes que lo peor que puede pasarte no es tan malo. Quedarte sin trabajo no significa que vayas a acabar viviendo en la calle. Puede que disten de ser perfectos, pero los sistemas sociales de los países nórdicos ayudan a mucha gente.

Es por esto por lo que todos deberíamos preocuparnos por las prestaciones por desempleo, y por lo que deberíamos juzgar a una sociedad por cómo trata a sus ciudadanos más vulnerables. Porque el miedo a ser despedido hará que Brad,

Belinda, Roger y Alice se queden en la oficina hasta las ocho, haciendo que parezcas un flojo si te vas a las siete, incluso aunque todos hayan terminado sus tareas a las cinco.

En cuanto a Cathy y Duncan, quizás, cuando los niños sean mayores, vuelvan a Copenhague, ya que por ahora les ha sido difícil encontrar un lugar que les ofrezca una mejor calidad de vida. A Cathy le encanta enseñar pilates. La jefa de Duncan es una de sus clientas y va a clase todas las semanas: un importante descanso del trabajo para cuidar su salud.

Aunque la historia de Cathy sea solo una anécdota, hace eco de lo que nos dicen los datos. Por ejemplo, la Encuesta Social Europea, un sondeo transnacional de carácter académico, que se lleva a cabo en toda Europa desde 2001 y cuenta con datos de treinta y ocho países, nos muestra que una de las mayores amenazas para nuestra felicidad es que el trabajo vulnere nuestro tiempo de ocio.

Si después de trabajar te sientes demasiado cansado como para disfrutar de algo, si piensas sobre asuntos laborales cuando no estás trabajando, si tu empleo te impide dedicarle tiempo de calidad a tu familia o a tus amistades, todo ello socava tu felicidad en diversos frentes. Socava tu satisfacción laboral, tu satisfacción vital, lo feliz que te sientes en general y las emociones que te invaden en el día a día. Por eso resulta interesante observar qué ocurre cuando las empresas experimentan con una semana laboral de cuatro días.

La semana laboral de cuatro días

Investigadores de las universidades de Cambridge y Boston han concluido recientemente el que quizás sea el mayor experimento sobre la semana laboral de cuatro días, realizado en el Reino Unido. En él participaron sesenta y una empresas y 2 900 personas que trabajaron cuatro días a la semana durante seis meses.

El ensayo fue un éxito rotundo: menos estrés (39%) y agotamiento (71%) entre los empleados, menor rotación de personal (57%), menos incapacidades por enfermedad (65%) y unos ingresos ligeramente superiores (1.4%). ¿Qué más se puede pedir?

Sin embargo, el estudio está sesgado: las empresas que participaron se ofrecieron voluntarias. Obviamente, eso influye en los resultados, ya que, seguramente, solo se apuntaron compañías que ya veían factible implementar en su organización una semana laboral de cuatro días. Esto también puede explicar por qué, de las sesenta y una empresas participantes, cincuenta y seis (es decir, el 92%) han continuado con este tipo de semana laboral, dos están experimentando con semanas laborales más cortas y solo tres empresas han vuelto a la semana laboral de cinco días.

Cómo tener hecho el trabajo de cinco días en cuatro

Para lograrlo, las organizaciones tienen que encontrar una manera de aumentar la productividad de los empleados, algo que básicamente consiste en mandar menos correos electrónicos (o mandárselos a menos gente), molestarse mutuamente lo mínimo y reducir las reuniones. O como se cree que dijo Richard Branson, fundador de Virgin Group: «En las reuniones se pierde mucho tiempo. El orden del día se olvida, los temas se ramifican y la gente se distrae. Aunque algunas circunstancias requieren de seminarios y presentaciones más elaboradas, es muy raro que una reunión sobre un solo tema deba durar más de cinco o diez minutos».

El ensayo recientemente citado nos proporcionó algunas lecciones que todos podemos aprender para conseguir hacer más cosas en menos tiempo, independientemente de cuántos días trabajemos a la semana.

Olvídate de la actual mentalidad de las reuniones: ten menos, más cortas y guiadas por una orden del día clara.

Dispón de un «tiempo de concentración» diario en el que trabajar sin interrupciones.

Deja preparada la lista de tareas del día siguiente para saber de antemano en qué concentrarte.

Plantéate si es necesario que añadas en copia a alguien en un correo. Si lo haces, esa persona o personas recibirán el mensaje y tendrán que dedicarle un tiempo.

Automatiza. Por ejemplo, si nos mandas un correo al Museo de la Felicidad, te llegará una respuesta automática contestando las preguntas más frecuentes.

En cualquier tarea de cualquier tipo, involucra al menor número de gente posible.

Y, por supuesto, ten en cuenta que no existe una fórmula que valga para todas las situaciones. Todas las industrias, empresas, estructuras organizativas y culturas son diferentes, por lo que debemos buscar distintos modelos. Por ejemplo, en un modelo de horario escalonado, los empleados alternan sus días libres para mantener un programa de lunes a viernes, mientras que un modelo descentralizado organiza a los distintos departamentos en diferentes horarios en función de sus necesidades, y un sistema anualizado exige que el promedio anual de un trabajador sea de 32 horas de trabajo a la semana, pero no especifica un día libre.

Pero ¿y si tu empresa no se está planteando implantar la semana laboral de cuatro días y mudarse a Escandinavia no es una opción para ti? (Tal vez hayas visto algún *thriller* nórdico y ahora creas que aquí hay una tasa de asesinatos alarmantemente alta). Bueno, aun así existen todavía muchas formas en que las compañías pueden fomentar la conciliación entre la vida laboral y la personal. Quizás alguna de las siguientes sea factible de llevar a cabo en tu empleo y puedas sugerírsela a tu jefe.

CINCO MANERAS DE QUE UNA EMPRESA FOMENTE LA CONCILIACIÓN LABORAL

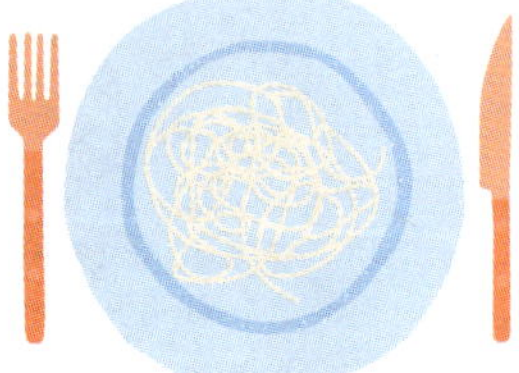

1. Aprovechando toda la comida. Una de las empresas con las que hemos trabajado en el Instituto para la Búsqueda de la Felicidad guardaba las sobras del almuerzo para que los empleados pudieran llevárselas a casa. De esta forma, los trabajadores no tenían que cocinar la cena y la compañía reducía el desperdicio de alimentos. ¡Ambas partes ganan!

2. Permitiendo la flexibilidad laboral. Los horarios flexibles, el trabajo a distancia o el trabajo compartido les permiten a los empleados equilibrar sus responsabilidades laborales y personales.

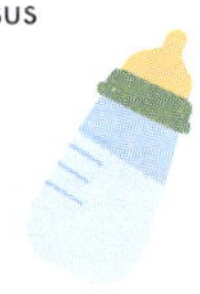

3. Ofreciendo un servicio de guardería. Ya sea *in situ* o parte de un servicio social, esto ayuda a los padres a gestionar sus responsabilidades tanto laborales como familiares.

4. Creando directrices de comunicación. Por ejemplo, la empresa TaskUs tiene una política llamada «Fines de semana sin chat», que disuade a los empleados de enviar correos electrónicos y mensajes relacionados con el trabajo durante fines de semana.

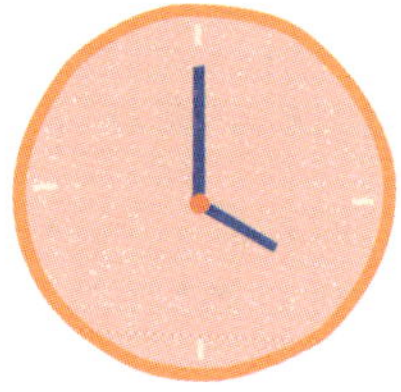

5. Implementando un cambio cultural liderado por los directivos. Si los jefes se van a su hora, toman la incapacidad por maternidad y no envían correos durante el fin de semana, es más probable que los empleados sigan el mismo camino.

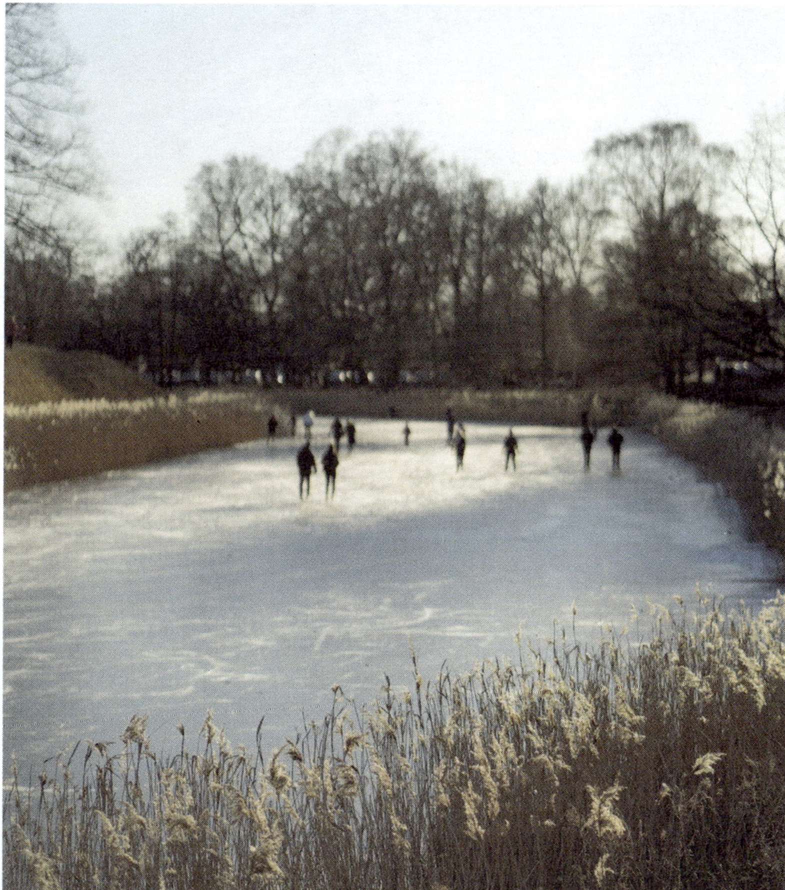

CONSEJO PARA SER FELIZ: AYUDA A TUS COMPAÑEROS A DESCONECTARSE

Si eres como yo, te parecerá que una de las maravillas de ir en avión —aparte de volar por encima de las nubes, atravesando los rayos de sol— es la ausencia de wifi, o al menos así solía ser. El no poder utilizar mi bandeja de entrada me quitaba de los hombros la presión de tener que reducir el número de correos no leídos, aunque fuera solo durante el vuelo. A veces, sí utilizo ese tiempo para escribir o preparar una presentación, pero muchas otras simplemente me relajo, leo un poco y escucho un pódcast o pongo *Back in Black* de AC/DC en repetición (sí, soy así de viejo). Y noto que no soy el único que disfruta estando desconectado de vez en cuando. A nosotros, los amantes de AC/DC, nos recuerda una época en la que ibas al trabajo y trabajabas, pero luego te ibas del trabajo y no trabajabas. No nos era posible echarle un vistazo rápido a la bandeja de entrada ni responder a ningún correo.

Esto es algo que la ciencia también avala: según la Mental Health Foundation del Reino Unido, el 12% de las personas que declararon niveles de estrés altos afirmaron que sentir la necesidad de responder a un mensaje al momento era un factor estresante. A pesar de todas las ventajas que tiene vivir en un mundo conectado, esto también supone una nueva fuente de estrés laboral con la que tenemos que lidiar, y lo peor es que nos sigue fuera del trabajo, afectando nuestra vida personal.

Pero, por suerte, algunas empresas reconocen que sus empleados necesitan tiempo de inactividad y relajación y la oportunidad de escapar de la avalancha constante de correos electrónicos. En 2012, el fabricante alemán de automóviles Volkswagen decidió apagar los servidores de sus Blackberry (recordemos que se trata de 2012) y bloqueó el acceso de parte de su personal al correo electrónico desde la noche hasta la mañana, para que pudieran ver películas en DVD o bailar al ritmo de «Call Me Maybe» sin que el pitido de los mensajes los distrajera.

Hoy en día, los sindicatos de Francia, Alemania e Irlanda han conseguido que los empleados tengan derecho a desconectarse. Por ejemplo, Francia ha empezado a aplicar una normativa que establece límites más estrictos en torno a cuándo empiezan y terminan las obligaciones de un trabajador a distancia, fijando las horas en las que se supone que no se deben enviar ni responder correos electrónicos.

El problema es, claro está, que para algunas personas sí es útil poder leer y responder correos después de las nueve de la noche, cuando los niños ya están en la cama. Así que, quizás, a lo que deberíamos aspirar es al derecho a no sentirnos obligados a responder cada mensaje lo más rápido posible, y subrayar a nuestros compañeros de trabajo que respetamos sus límites y el equilibrio que hayan decidido establecer entre el empleo y la vida privada.

Una de las maneras de fomentar este tipo de mentalidad puede ser añadiendo a la firma que uses en los correos electrónicos algo parecido a lo siguiente: «Trabajo en un horario flexible y envío mensajes fuera del horario típico de oficina. No es necesario que respondas a mis correos fuera del tuyo».

Pruébalo, ya que nunca se sabe: puede que no solo te sientas menos estresado por tu bandeja de entrada, sino que quizás incluso inspires a alguien a hacer lo mismo.

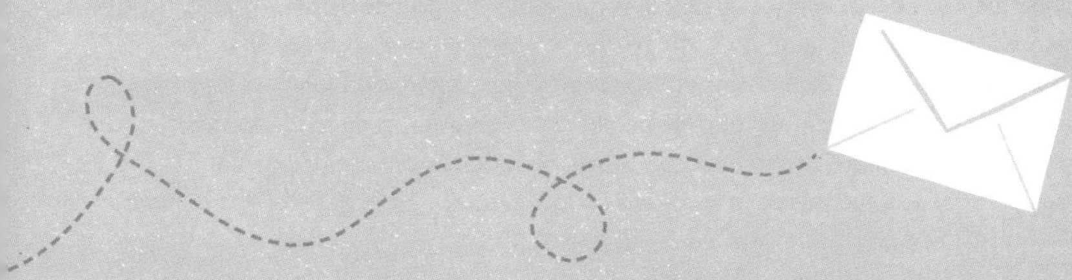

Más allá del horario de nueve a cinco: Las tareas domésticas compartidas

«Casi me caigo por la escalera cuando leí lo que me escribiste». Un contacto de LinkedIn que se encontraba en la ciudad me había preguntado si podíamos vernos para hablar de una posible colaboración. Le respondí que no podía porque estaba ausente por paternidad, la cual se alargaría durante los próximos seis meses. Según me dijo, no daba crédito a mi respuesta.

Yo tampoco se lo daba a la suya. Pero sé que yo soy la excepción en este tema y que soy todo un privilegiado por vivir en una sociedad con tantas políticas de conciliación familiar. En los países nórdicos existe el derecho a un permiso maternal compartido y remunerado. El periodo puede repartirse entre los progenitores como estos deseen; en Islandia se conceden treinta y nueve semanas en total, mientras que los padres suecos reciben la enorme cantidad de sesenta y nueve semanas por hijo. Es decir, los hombres nórdicos toman más permisos por paternidad que los de cualquier otra parte del mundo, ya que cada progenitor tiene acceso a un tiempo de baja considerable.

Una creencia común en Escandinavia es que madres y padres deben responsabilizarse por igual de sus hijos, y que estos tienen derecho a estar con ambos progenitores. Pero compartir la ausencia por maternidad también fomenta una participación más igualitaria de hombres y mujeres en el mercado laboral, reduciendo el número de mujeres que se ven obligadas a tener empleos no remunerados y aumentando la igualdad en los hogares. Por lo general, los hombres que se ausentan por paternidad también participan más en las tareas domésticas, se comprometen más con sus familias y dedican más tiempo a los cuidados del bebé una vez que ambos progenitores han vuelto al trabajo, lo que crea un sentido más sólido de responsabilidad compartida en la pareja.

No obstante, que los padres tengan más ausencias por paternidad no solo beneficia a las mujeres y a los niños, sino también a los propios hombres. En el informe «Shared and Paid Parental Leave: The Nordic Gender Effect at Work» («Permiso parental compartido y retribuido: El efecto nórdico de género en el trabajo») del Consejo Nórdico de Ministros se citan estudios provenientes de todo el globo, incluyendo a Dinamarca, que demuestran que una paternidad implicada mejora la salud de los hombres: de hecho, viven más. Es lo que se ha comenzado a denominar «el efecto del permiso parental». Los hombres que se ausentan por paternidad se involucran más en el cuidado del bebé, forjan con este una mejor relación, se comunican mejor con sus parejas sobre las necesidades del pequeño y conocen mejor la vida cotidiana de sus hijos y parejas.

Aunque Dinamarca aún tiene que mejorar en muchos aspectos relativos a la igualdad de género, como, por ejemplo, en la igualdad salarial y en la presencia de más mujeres en puestos directivos, sale relativamente bien parada —junto con el resto de los países nórdicos— en comparación con el resto de los países de la Unión Europea en lo que a este tema se refiere, al menos según el Índice de Igualdad de Género publicado por el Instituto Europeo de la Igualdad de Género en 2022.

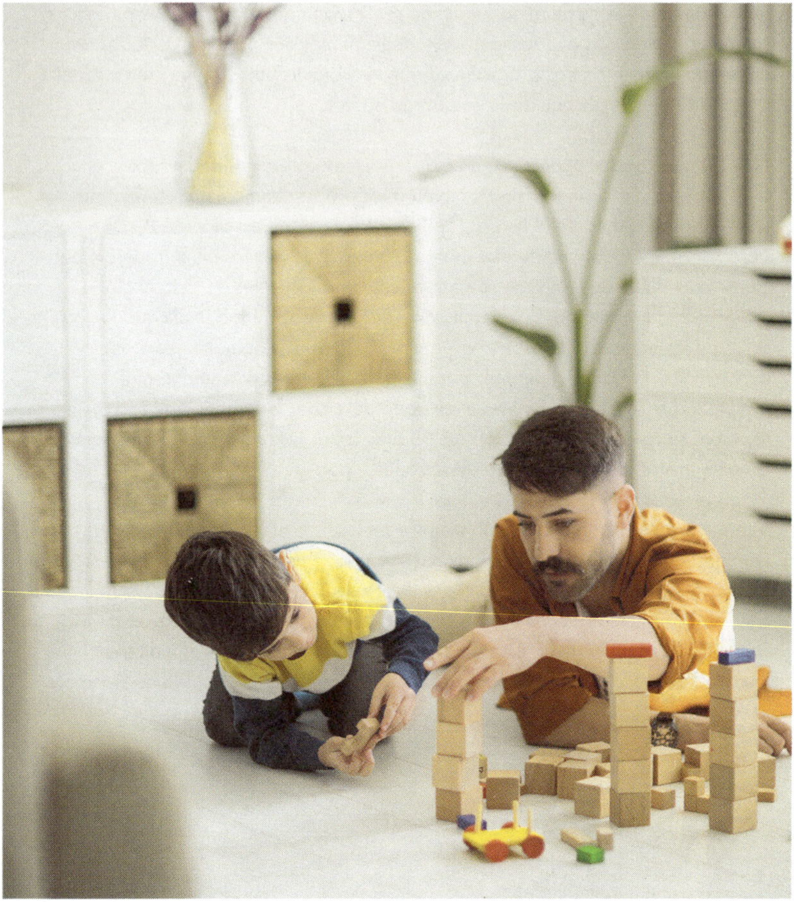

ÍNDICE DE IGUALDAD DE GÉNERO

Una puntuación de 100 significaría que el país experimenta una igualdad completa entre los géneros.

Promedio europeo 68.6

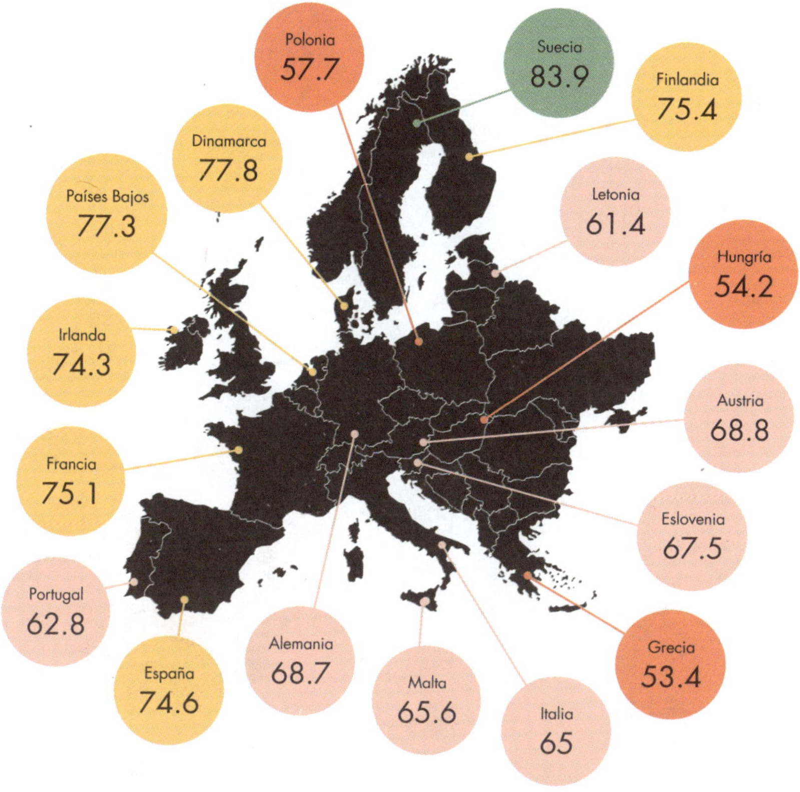

A estas alturas no debería sorprendernos saber que los países con una mayor igualdad de género presentan mayores grados de felicidad. Después de todo, tener el doble de trabajo —un empleo de tiempo completo y las tareas domésticas— no es una buena receta para la satisfacción vital. Si vives con tu pareja o con *roomies* y crees que la carga de trabajo en casa no está dividida equitativamente, es hora de hablar del reparto de tareas.

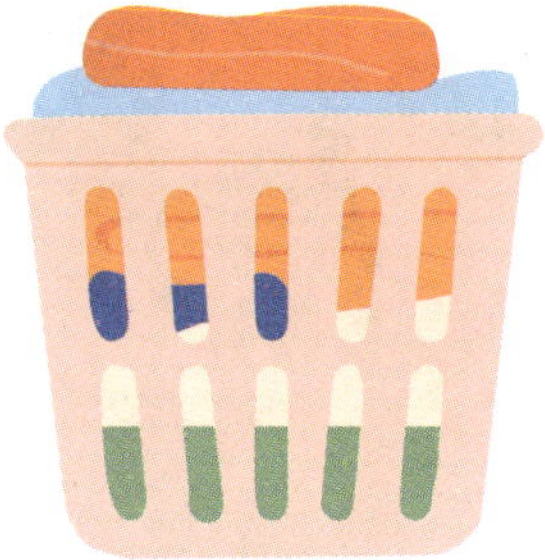

CONSEJO PARA SER FELIZ: SEIS PASOS PARA UNA MEJOR CONVIVENCIA

1. Empiecen creando una lista de todas las tareas, quehaceres y recados que hay que realizar en su casa.

2. Analicen cada elemento de forma individual, preguntándose quién suele encargarse de hacerlo. Durante el confinamiento de 2020 (debido a la pandemia de COVID-19), mucha gente se dio cuenta, al estar en casa todo el día, del trabajo que supone llevar un hogar.

3. Dividan las tareas en aquellas esenciales para el buen funcionamiento de la casa (como cocinar, limpiar y poner lavadoras) y aquellas opcionales o que pueden esperar (como redecorar una habitación). ¿Hay alguna tarea que consideren que está bien, pero que no es fundamental (como hacer la cama cada mañana)? Si es así, pueden plantearse delegarla o eliminarla por completo.

4. Hablen de cómo debería realizarse cada tarea. Por ejemplo, a la hora de limpiar el polvo de la sala, ¿tienen que quitar todos los libros de las estanterías o prefieren un método más rápido y menos minucioso?

5. Asignen las tareas esenciales a los miembros de la casa. Si hay algún quehacer que alguien disfrute haciendo, dejen que esa persona se encargue de él. Por ejemplo, si te encanta cocinar, seguramente vaya a parecerte más un entretenimiento que una tarea en sí.

6. Compartan la carga de los quehaceres menos agradables y piensen en si alguno de ellos podría externalizarse o combinarse con algo que sí les guste hacer. Por ejemplo, para que la tarea te resulte menos tediosa, ¿podrías doblar la ropa mientras ves tu serie favorita?

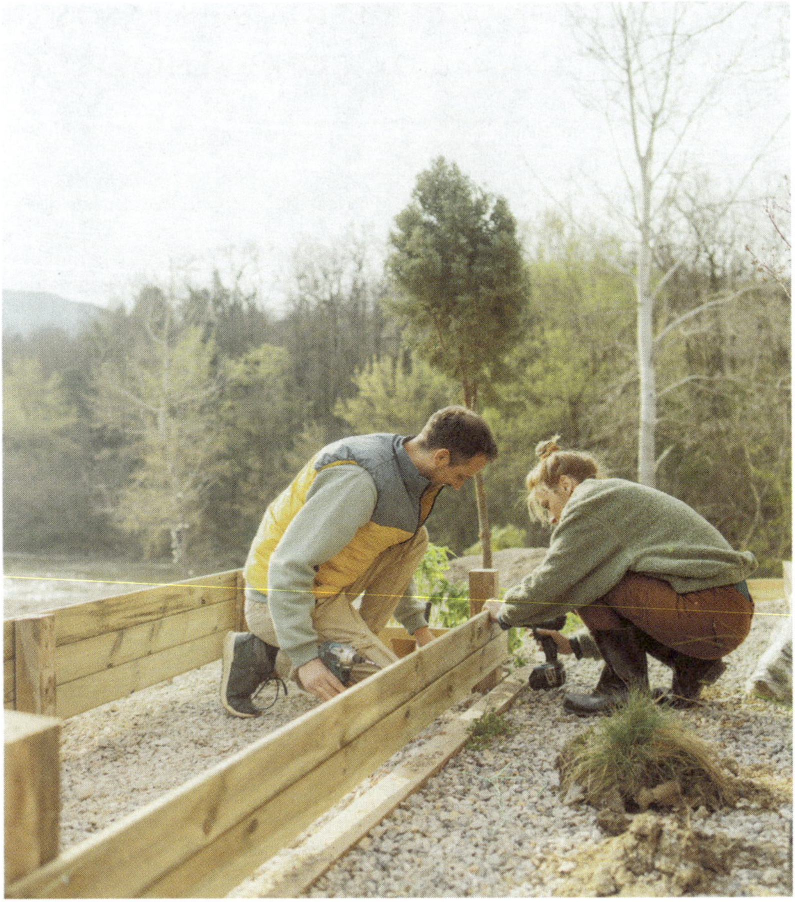

Dugnadsånd: Levantando el granero… ¡Perdón!, la vara de la felicidad

Las tareas diarias son una cosa, pero los proyectos más grandes son otra completamente distinta. Ya sea pintar todo tu departamento o construir una terraza, estamos hablando de un trabajo sustancial en el que empleamos nuestro tiempo libre, por lo que los límites entre «trabajo» y «vida» parecen difuminarse. Una forma de hacer este tipo de quehaceres más agradables es inspirarse en cómo tradicionalmente han construido graneros muchas sociedades.

La construcción de una estructura tan grande como la de un granero es un proyecto ambicioso, por lo que requiere de más manos y músculos que las que normalmente tiene una única familia. Por ende, históricamente era normal pedirle ayuda a tu comunidad, sobre todo en Estados Unidos de los siglos XVIII y XIX. Esa ayuda recíproca hacía a la localidad más fuerte, resistente y, a mi parecer, también más feliz. Reunir a amigos o vecinos y convertir el trabajo en un acontecimiento más ameno no solo servía para construir graneros, sino también amistades.

Esta tradición aún perdura en las comunidades *amish*, así como —en menor escala— en muchos sitios de Dinamarca y otros países nórdicos. En mi país lo llamamos *arbejdsfællesskab* («trabajo comunitario»), mientras que en finlandés usan la palabra *talkoot* para describir reuniones de amigos y vecinos, organizadas para llevar a cabo algo que es un bien común para el grupo y que no puede ser realizado por un solo individuo.

En noruego existen los términos *dugnad,* es decir, trabajo voluntario realizado junto con otras personas, y *dugnadsånd,* que hace referencia al espíritu de cooperación del *dugnad* y que fue votada palabra del año en Noruega en 2004, y muy usada en dicha nación para infundir esperanza a la hora de superar la pandemia de 2020.

Mi amiga Ida y su familia coopera de esta manera con otras dos familias. Cada uno de los tres hogares planea un gran proyecto al año, por ejemplo, construir un horno de piedra en el exterior de la casa, un gallinero o una valla para el terreno en el que pastan sus ovejas. Una vez decididos los tres proyectos, los completan entre todos, uno en primavera, otro en verano y otro en otoño, siguiendo un orden rotativo. Cada familia se asegura de comprar los materiales y suministros necesarios, y todos traen herramientas. Trabajan, comen y ríen juntos.
Yo me lo imagino como un finde increíble.

Al trabajar juntos, la tarea es más amena y más rápida de terminar, así como también se convierte en una buena manera de aprender nuevas habilidades, gracias a los demás.

Así que deja la timidez en un cajón y pídele ayuda a tu gente. Seguro que a ellos también les hará muy feliz ayudarte.

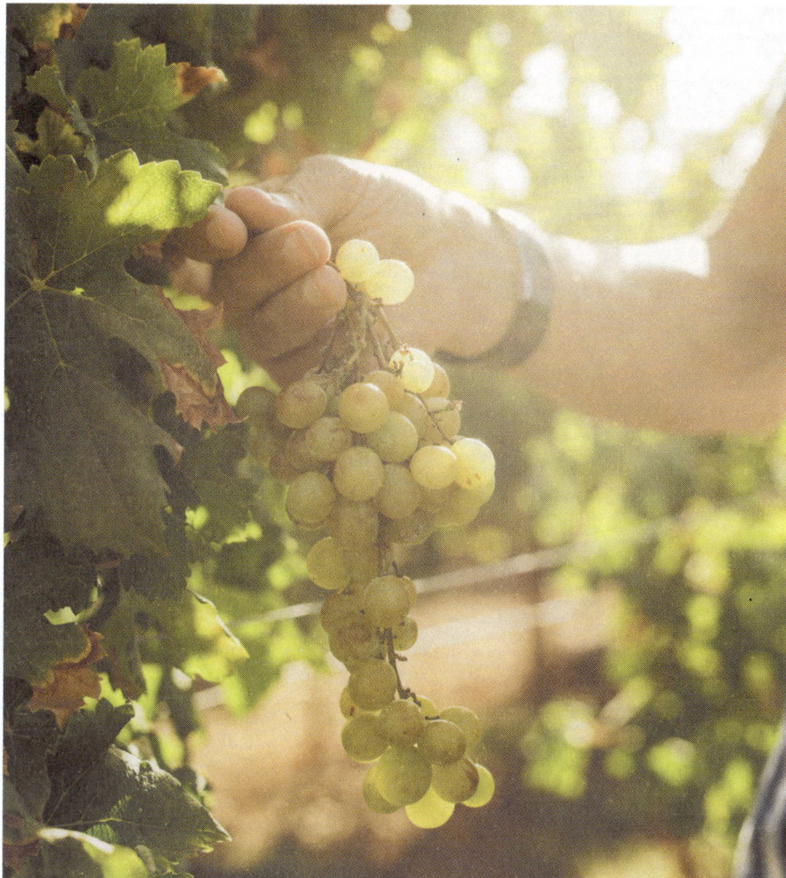

Del equilibrio entre trabajo y vida privada a la fusión de trabajo y vida privada

En 1999 trabajé como vendimiador en la finca J. Marquette de Champaña (Francia). Todos los empleados dormíamos en un colchón en el suelo, cerca de la prensa de uvas, y, por la mañana, Jacques Marquette nos despertaba con un sonoro *Bonjour!* Después del desayuno —una buena dosis de queso fuerte—, nos subíamos en las camionetas, nos dirigíamos a los cultivos —pequeñas franjas de tierra alrededor del pueblo— y empezábamos a llenar nuestras cestas de uvas.

Todos trabajábamos con una pareja, uno a cada lado de la parra, un puñado de uvas cada vez. Avanzábamos a lo largo de una fila; esperábamos a que terminara el último par de trabajadores y volvíamos a empezar. Era un trabajo duro: teníamos que estar agachados todo el día y, a veces, nos cortábamos con las tijeras de podar. Pero era gratificante, en parte porque nos resultaba evidente que avanzábamos con cada tijeretazo. Y, cuando volvíamos por la tarde, veíamos la prensa en acción y literalmente saboreábamos el fruto de nuestro trabajo; luego comíamos, bebíamos y cantábamos, antes de volver a acostarnos en el duro suelo de cemento, cansados, pero felices.

Creo que la cosecha solo duró unos diez días, no obstante, aquellos recuerdos siguen acompañándome. A menudo pienso en esos días, en el trabajo en el campo y las fiestas en la cocina.

Creo que me pagaron entre 250 y 350 euros por aquellos diez días. No fue una fortuna, pero sí suficiente para un chico de veintidós años. Y, aunque técnicamente se trató de un trabajo remunerado, ahora, en retrospectiva, me parecen más unas vacaciones. Por esto es por lo que no me termina de gustar la idea del equilibrio entre trabajo y vida privada.

El hecho de oponer ambos términos implica que el trabajo no forma parte de la vida, sino que esta es el antídoto feliz y tranquilo del trabajo. Sin embargo, todos sabemos que no es tan sencillo. Por eso creo que tiene más sentido aspirar a una fusión de trabajo y vida.

Algunos de los días que más he disfrutado han nacido de esta mezcla entre trabajo y vida. Ya haya sido vendimiando en Champaña, compartiendo una botella de vino con mi padre, ideando el plano del Museo de la Felicidad y discutiendo qué poner en cada habitación, o publicando la revista *Fotorama,* trabajando en un negocio paralelo con mi amigo Jacob, intentando importar té de Sri Lanka o yéndome a vivir a España durante tres meses y escribiendo una novela realmente mala. Algunos de esos trabajos fueron remunerados, otros no (consejo empresarial: si decides importar té, que sea del que le gusta a la gente), mas todo me sirvió para forjar mis habilidades, mi identidad y mis recuerdos.

Hay trabajos que te hacen bien y trabajos que te hacen mal, sin embargo, creo de corazón que es un error calificar todo el trabajo de «malo» y toda la vida de «buena».

La experiencia como vendimiador es uno de los motivos por los que le recomiendo a todo el mundo aprovechar alguna vez las vacaciones para trabajar en otro lugar. Esta es una buena forma de ver mundo, ya que te permite conocer gente, integrarte en una nueva cultura y vivir experiencias, todo mientras ganas dinero o te sale gratis la estancia. Quizás alguno de tus conocimientos —como peluquería, enfermería o carpintería— resulten de utilidad en otros países, o podrías trabajar en un bar o enseñar un idioma… ¡o incluso un deporte, como el esquí o el surf!

Entiendo que dé algo de miedo irse a trabajar a otro país. ¿Y los impuestos? ¿Necesito abrir una cuenta bancaria local? ¿Y la cobertura sanitaria y el seguro laboral?

Por suerte, la empresa danesa ScandiMate ofrece un servicio para jóvenes artesanos que deseen trabajar en el extranjero. Si eres una carpintera danesa, por ejemplo, una cabaña de madera canadiense podría ser algo muy interesante en lo que trabajar.

Las agencias como ScandiMate se encargan de todo, desde los boletos de avión, los permisos laborales y los seguros de viajes hasta el alojamiento, la cuenta bancaria local, el número de identificación fiscal y la tarjeta SIM para el celular. Por ahora, este servicio envía a daneses a Australia, Nueva Zelanda y Canadá. ¿Por qué no averiguas si existen agencias similares en tu país?

Acepta las diferentes épocas

Durante el año atravesamos distintas estaciones, algo que sirve para recordarnos que la vida también va cambiando: a veces pasarás por épocas de más agobio que otras.

Yo mismo tengo rachas llenas de trabajo. Una vez, por ejemplo, tuve que realizar setenta y cinco entrevistas en cuarenta y ocho horas. Otra vez me pasé ochenta días viajando en un solo año (incluso tuve que sentarme en la parte trasera de una moto para sortear el tráfico y llegar al aeropuerto a tiempo, ya que tenía una presentación en Londres por la mañana y otra en Copenhague poco después de comer). Y hubo una ocasión en la que tuve que ponerme a ordenar etiquetas con nombres a las dos de la madrugada, porque la empresa para la que trabajaba celebraba al día siguiente una conferencia con más de mil delegados (todo para descubrir después que mi compañero estaba ordenando las etiquetas por apellidos y yo por nombres). Esa semana trabajamos más de cien horas. Fue muy duro, pero también divertido. Y, asimismo, he tenido temporadas en las que no he trabajado y he pasado el tiempo jugando (sobre todo durante mi permiso paternal, época en la que me dedicaba a construir LEGO y leer cuentos antes de dormir).

Es posible tenerlo todo, pero no al mismo tiempo. Quizás una de las claves de la felicidad sea aceptar que lo normal es atravesar diferentes épocas y adaptarse a los vaivenes del trabajo y de la vida. Y tal vez haya llegado el momento de abolir la idea del equilibrio entre trabajo y vida personal y abrazar en su lugar la fusión de ambos mundos.

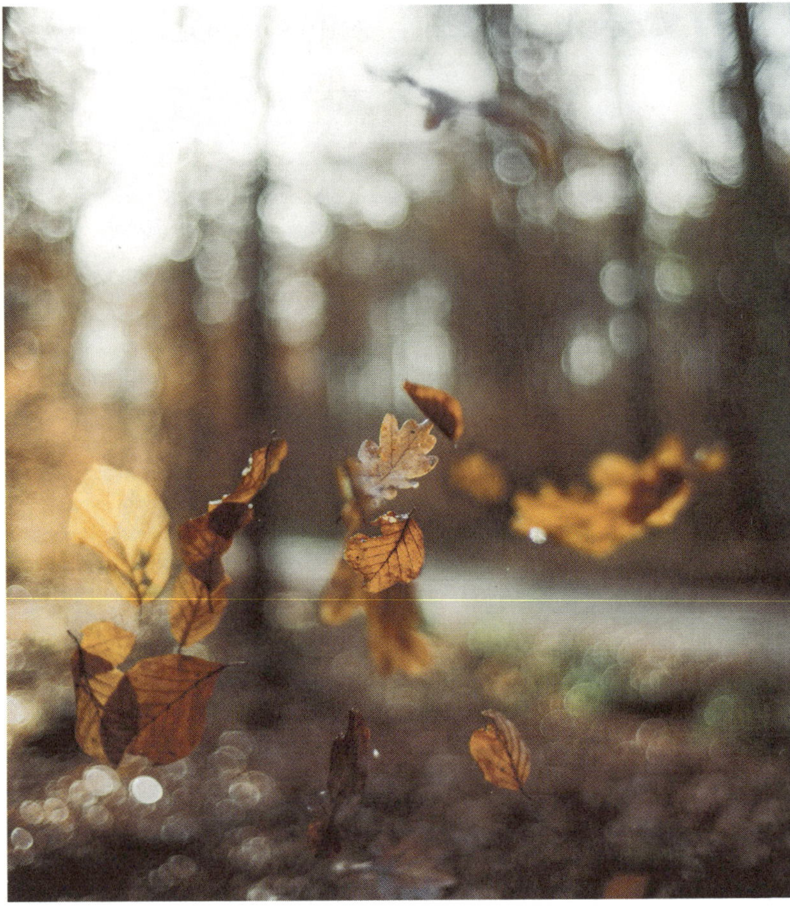

TAREAS PARA SER MÁS FELIZ

- [ ] Plantéate mudarte a otro país. ¿Hay algún país que pueda ofrecerles a ti y a tu familia una mejor conciliación entre trabajo y vida personal? No tiene por qué ser para siempre, y pueden probarlo aprovechando sus vacaciones para trabajar en algún otro lugar, ya sea recogiendo uvas para la vendimia francesa u ofreciendo tus servicios como leñadora en Australia. Vendimiadoras, leñadoras o médicas sin fronteras: ¡todo vale!

- [ ] Piensa en cómo puedes usar las lecciones de la semana laboral de cuatro días para completar más tareas en menos tiempo. Si, por ejemplo, crees que no tiene sentido que acudas a cierta reunión, pregúntale a tu jefe o jefa si es mejor que vayas o si le serías más útil a la empresa haciendo otra cosa.

- [ ] Crea un *arbejdsfællesskab,* o un *talkoot,* o un *dugnad,* o como quieras llamarlo. Consigue que unas cuatro personas o así (o algunas familias) se comprometan a ayudarse mutuamente en algunos de los grandes proyectos de bricolaje que sueñan con tachar de sus listas de tareas pendientes. Así será más probable que los lleven a cabo y, de paso, los disfruten más.

- [ ] ¿Están las tareas domésticas bien repartidas en tu hogar? Háblalo con tu pareja, familia o compañeros de departamento. Usen papel y pluma.

The world is drowned in blindness and abuses all the good things and God's gifts only for its own pride, greed, lust, and luxury. It never once thinks about God, so as to thank Him or acknowledge Him as Lord and Creator.

22 This article ought to humble and terrify us all, if we believed it. For we sin daily [Hebrews 3:12–13] with eyes, ears, hands, body and soul, money and possessions, and with everything we have. This is especially true of those who fight against God's Word. Yet Christians have this advantage: they acknowledge that they are duty bound to serve God for all these things and to be obedient to Him.

23 We ought, therefore, daily to recite this article. We ought to impress it upon our mind and remember it by all that meets our eyes and by all good that falls to us. Wherever we escape from disaster or danger, we ought to remember that it is God who gives and does all these things. In these escapes we sense and see His fatherly heart and His surpassing love toward us [Exodus 34:6]. In this way the heart would be warmed and kindled to be thankful, and to use all such good things to honor and praise God.

24 We have most briefly presented the meaning of this article. This is how much is necessary at

CAPÍTULO

6

LA URGENCIA DE REDEFINIR LA IDEA DE ÉXITO

En 2015 estuve un par de meses en México. Tenía que acabar de escribir un libro, algo que podía hacer desde cualquier lugar (okey, lo reconozco: puede que también hubiera una mujer en la ecuación). Bueno, la cosa es que allí fue donde escuché por primera vez la siguiente historia.

Un banquero de inversiones estadounidense estaba de vacaciones en un tranquilo pueblecito mexicano cuando vio llegar un pequeño barco con un pescador y varios atunes frescos de alta calidad. Impresionado, le preguntó al mexicano cuánto tiempo le había llevado pescarlos.

—Solo un rato —respondió el pescador.

El norteamericano le preguntó por qué no había dedicado más tiempo para pescar más. El hombre le explicó que lo que había pescado era suficiente para su familia.

—Pero ¿y entonces qué haces con el resto de tu tiempo?

—Duermo hasta tarde, pesco un poco, juego con mis hijos, me tomo una siesta con mi mujer y de noche bajo a la plaza para beber y tocar la guitarra con amigos —le contestó el mexicano—. Tengo una vida muy ocupada.

El estadounidense le dijo:

—Yo tengo un MBA de Harvard, por lo que puedo ayudarte. Mira, si le dedicaras más tiempo a la pesca, tendrías más ingresos y podrías comprarte un barco más grande. Luego, con dichas ganancias podrías comprar varias embarcaciones hasta tener, con el tiempo, toda una flota pesquera. Además, en lugar de vender tus capturas al intermediario, podrías vendérselas directamente al fabricante, e incluso quizás abrir tu propia fábrica de conservas. Así controlarías el producto, su elaboración y su distribución. —Y añadió—: Claro

que tendrías que abandonar este pequeño pueblo costero y mudarte a Ciudad de México, desde donde dirigirías la expansión de tu empresa.

—Y todo eso ¿cuánto tiempo me llevaría? —le preguntó el pescador.

—De quince a veinte años.

—¿Y luego qué? —insistió el hombre.

El norteamericano se rio.

—Esa es la mejor parte —le explicó—. Cuando llegue el momento, anunciarás una OPV, venderás las acciones de tu empresa y serás hasta millonario.

—¿Millonario? ¿Y entonces qué?

A lo que el banquero respondió:

—Entonces te retirarás. Podrás mudarte a un pequeño pueblo de pescadores, dormirás hasta tarde, pescarás un rato, jugarás con tus hijos, tomarás la siesta con tu mujer y bajarás a la plaza por las noches para beber y tocar la guitarra.

Seguramente conozcas esta historia, pero te la cuento porque, a veces, olvidamos su moraleja: nos obsesionamos con querer más y perdemos de vista lo importante. Aunque en la anécdota la decisión correcta es clara, en nuestras vidas es más difícil reconocerlo.

Por ejemplo, ¿qué preferirías?: A) trabajar cuarenta horas a la semana en un empleo en el que tu satisfacción es de cinco sobre diez, pero puedes permitirte comer fuera de casa todos los días, conduces un Tesla, un profesional de la limpieza se encarga de tu casa, juegas al golf los findes y te tomas unas vacaciones de lujo dos veces al año, o

B) trabajar cuarenta horas a la semana en un empleo en el que tu satisfacción es la máxima posible, pero puedes permitirte comer fuera de casa solo una vez al mes, vas en bus al trabajo, limpias tu casa los findes, disfrutas de actividades que cuesten poco y te vas de vacaciones a un sitio normalito una vez al año.

Suelo plantear esta elección en un curso sobre la felicidad que imparto, y normalmente me encuentro con que la mitad de los estudiantes optan por la primera opción y la otra mitad por la segunda. Pero ¿y si lo expresáramos de otro modo?

¿Y si la opción B consistiera en trabajar cuarenta horas en un empleo en el que tu satisfacción fuera de diez y, aparte, se te diera muy bien la cocina y disfrutaras preparando la cena cada noche, fueras en bicicleta al trabajo e hicieras ejercicio diariamente, los fines de semana limpiaras tu casa y luego fueras a pescar, y de vacaciones te fueras de campamento junto a un precioso lago en medio del bosque, donde te sentaras junto al fuego y les enseñaras a tus hijos todo sobre las constelaciones y sus historias? Cuando replanteo la pregunta así, mucha gente cambia a la opción B, alrededor de un 70%, mientras que un 30% suele aferrarse a la opción A. No digo que una opción sea mejor que otra, sino que es interesante cómo un pequeño replanteamiento de la opción B atrae a más gente hacia esa alternativa.

Es decir, puede que las personas cambiemos de opinión cuando se nos presenta una buena opción, o puede que necesitemos un segundo para pararnos a pensar en lo que realmente queremos, en vez de hacer lo que creemos que debemos hacer o lo que nos han dicho que hagamos. Muchísima gente da por hecho que es imposible disfrutar del trabajo, por lo que se conforman con un empleo ingrato, pero que les permite pagar una casa más grande y un coche bonito. Sin embargo, quizás compense más cambiar ese coche de lujo por uno no tan lujoso y, en su lugar, trabajar menos horas. Como investigador de la felicidad que soy, apostaría lo que fuera a que más tiempo libre te haría más feliz que un coche de lujo, así que quizás sea el momento de empezar a seguir el principio de Poul.

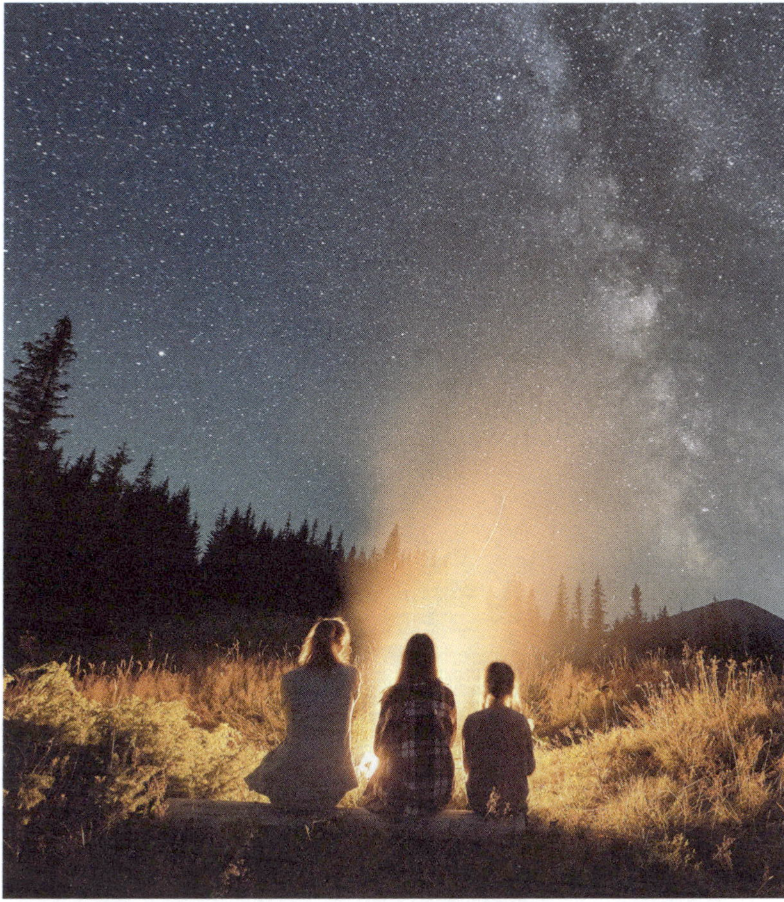

CONSEJO PARA SER FELIZ: EL PRINCIPIO DE POUL

Una de las empresas para las que trabajé entre mis veinte y mis treinta años fue un grupo de investigación llamado Monday Morning, el cual lograba atraer a mentes brillantes que, a menudo, ponían en duda el *statu quo*. Una de esas maravillosas mentes era Poul. En vez de pedir un aumento de sueldo cada año, como hacían todos sus compañeros, Poul demandaba más días de vacaciones. Sentía que ya ganaba lo suficiente como para permitirse las cosas que quería, por lo que un extra no le haría más feliz. En cambio, más tiempo libre, sí. En la época en la que trabajaba con él, tenía hasta doce semanas de vacaciones al año.

La pregunta es: ¿deberíamos parecernos más a Poul? Para saber qué elección tomar, podríamos plantearnos las siguientes cuestiones: ¿qué tiene para mí más valor que un aumento de sueldo del 2 o del 5%? ¿Quizás un día más de vacaciones al año o una semana más? ¿Tal vez no tener que hacer turnos de tarde o que el 25% de mis turnos vespertinos se conviertan en matutinos? ¿O puede que haya una habilidad que me encantaría aprender, o una tarea en concreto que me gustaría hacer menos (o dejar de hacerla)? ¿O acaso algo que me gustaría hacer más?

Siempre que pienso en este tema llego a la conclusión de que ser una persona acaudalada puede significar tener mucho dinero, pero que, en realidad, ser rico es tener mucho tiempo para vivir y disfrutar de la vida.

Y la mayoría de los visitantes de nuestro Museo de la Felicidad están de acuerdo conmigo en esto. Solemos preguntarles qué preferirían: si tener el doble de sueldo o el doble de vacaciones. Alrededor de dos tercios suele seguir el principio de Poul.

El síndrome del próximo millón

Hace un par de años participé en una conferencia que se llevó a cabo en el Hotel d'Angleterre, en Copenhague. La había organizado un banco de gestión de patrimonios y estaba dirigida a hijos e hijas de multimillonarios. Hubo charlas dedicadas a cómo estructurar una cartera de inversiones, a la gestión del crecimiento futuro y a la relación entre el dinero y la felicidad. Ahí era donde entraba yo.

En mi ponencia diserté sobre cómo muchas personas sufren el síndrome del próximo millón: creen que *una vez* que lleguen a un cierto nivel de patrimonio neto serán felices, y cuando llegan y no lo son, creen que lo serán cuando consigan un par de millones más.

No me malinterpretes: el dinero sí importa para ser feliz..., pero, sobre todo, porque su ausencia es causa de estrés, preocupación y, por ende, infelicidad. El no poder poner comida en tu mesa es, sin duda, una situación dura. Y la gente que tiene empleos bien pagados es más feliz y está más satisfecha con su vida y su trabajo que la gente que gana menos.

Con el dinero, como con la mayoría de las cosas, vemos rendimientos decrecientes en lo que respecta a la felicidad. El primer trozo de tarta está riquísimo; el octavo, no tanto. Ocurre lo mismo con el dinero. Al principio, es algo muy importante, que llena tu mesa de comida y te permite refugiarte bajo un techo. Pero si ya ganas mucho dinero y de repente consigues un extra, tiendes a gastártelo en tonterías, como en un abrigo para tu perro.

Además, la gente suele preocuparse, principalmente, por sus ingresos relativos, es decir, por la comparación entre su nivel de vida y el de los demás. ¿Cuánto dinero gano comparado con Karen, la de contabilidad, o con Jones, el de aquí al lado? Según tengo entendido, hay un dicho americano que afirma que un hombre feliz es aquel que gana cien dólares más que el marido de la hermana de su mujer.

«Tu charla me recordó a uno de mis mejores amigos», me dijo Liam, uno de los asistentes a la conferencia celebrada en el Hotel d'Angleterre. Su mejor amigo, según nos contó, había acudido a las mejores universidades de Estados Unidos y había terminado trabajando como abogado, en Nueva York, ganando más dinero del que sus padres jamás hubieran podido soñar. Un día Liam le preguntó: «¿Qué es lo más importante que te han enseñado tus padres?». Su amigo le contestó: «A ser feliz con nada».

Este es un tema recurrente en mi trabajo en el Instituto para la Búsqueda de la Felicidad, así como en mis libros e incluso a la hora de hacer planes con amigos y familiares: ¿cómo desvincular el bienestar de la riqueza? ¿Cómo disfrutar de una buena vida con poco dinero? ¿Cómo quitarle a la felicidad la etiqueta del precio?

Al investigar la felicidad, solemos tropezarnos con lo que llamamos la «cinta de correr hedónica». Esta expresión hace referencia al concepto psicológico de que los seres humanos parecemos seguir subiendo continuamente la vara de lo que creemos que necesitamos para ser felices. Lo mismo ocurre con el nivel de ingresos, el tamaño de nuestra oficina o nuestra casa, o el título que figura en nuestra tarjeta de visita.

Déjame preguntarte: ¿qué haría falta para que te consideraras rico? Bueno, seguramente dependería de tu situación actual, o al menos eso es lo que dicen los datos. Según una encuesta realizada en Estados Unidos, cuanto más dinero ganas en el presente, más crees que debes ganar para ser rico.

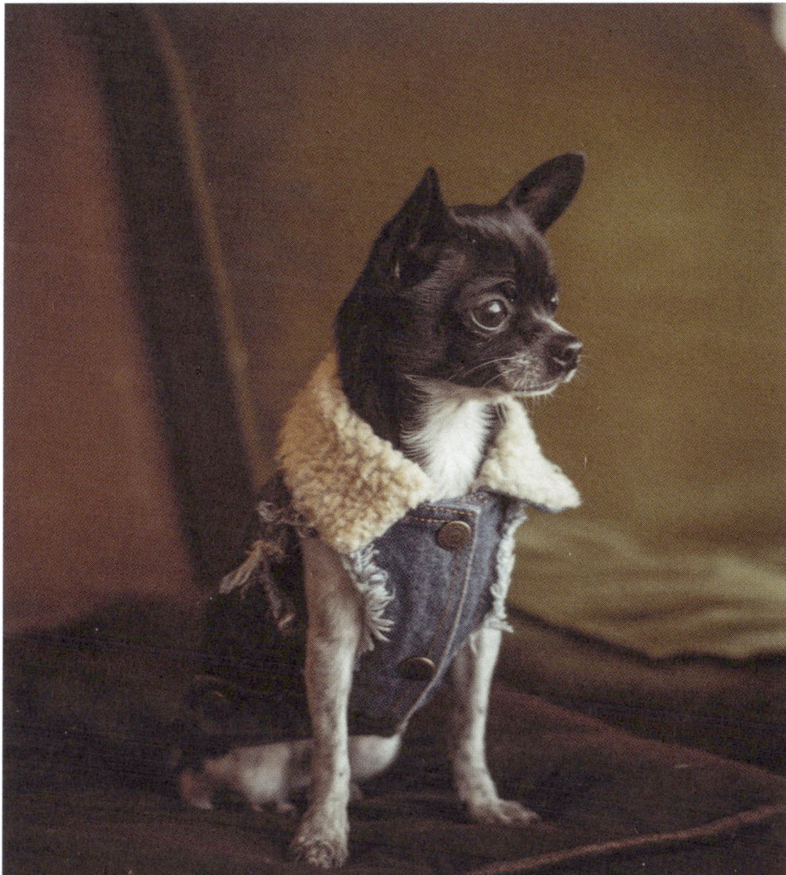

Por ejemplo, ¿te considerarías rico si ganaras 150 000 dólares al año? Según dicho estudio, de las personas que, actualmente, ganan menos de 50 000 dólares, el 50% afirma que sí, y lo mismo opina el 25% de las personas que ganan entre 50 000 y 99 999 dólares. Sin embargo, solo el 7% de las personas que ganan 100 000 dólares o más piensa de la misma forma. Subimos la vara de lo que creemos que necesitamos.

Pero siempre habrá un número mayor y, por ende, siempre habrá gente ansiando más y más. La cuestión es que, incluso si consigues llegar a la astronómica cifra con la que soñabas y sentarte en tu propio avión privado Gulfstream G700 —sacrificando por el camino otras de tus prioridades—, acabarás rindiéndote: «¿Y ya? ¿De esto iba todo el *hype*? No me siento realizado. ¡Maldición! Todavía no soy feliz». Al parecer, el agujero de tu corazón no encajaba tanto como creías con el Gulfstream G700.

Es entonces cuando te percatas de que el gran filósofo Jim Carrey tenía razón en decir: «Creo que todo el mundo debería ser rico y famoso, y hacer todo lo que siempre ha soñado, para darse cuenta de que no es la solución».

El problema es que nuestra primera experiencia con un sueldo nos da a entender que más dinero equivale a más felicidad, así que adoptamos esa mentalidad. Sí, el dinero y la felicidad están relacionados, pero porque —como ya vimos— no tener un centavo te hará infeliz (y porque el primer sueldo que conseguimos nos lo gastamos en el alquiler y en comer). No obstante, a partir de cierto umbral, el dinero extra no condiciona tu felicidad. Ni siquiera tu perro es más feliz por tener un nuevo abrigo.

Por ende, aunque el dinero influye en nuestra satisfacción vital, no debemos usarlo como vara para medir el éxito ni como única brújula a la hora de elegir un empleo.

¿TE CONSIDERARÍAS RICO CON...?

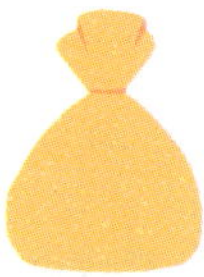	«Sí» de los que ganan menos de 50 000 dólares	«Sí» de los que ganan entre 50 000 y 99 999 dólares	«Sí» de los que ganan 100 000 dólares o más
Menos de $15 000	5	0	0
$15 000–$29 999	3	0	0
$30 000–$49 999	5	1	0
$50 000–$74 999	9	3	1
$75 000–$99 999	9	6	1
$100 000–$149 999	19	15	5
$150 000–$199 999	10	16	8
$200 000–$499 999	11	23	25
$500 000–$999 999	10	15	27
1 millón o más	18	19	30

Cambia la narrativa

A largo plazo, tenemos que cambiar la narrativa de lo que significa el éxito. Un problema al que mucha gente joven se está enfrentando es que creen que solo pueden elegir entre ser una de estas tres cosas: un médico, un abogado o un fracaso. Sienten mucha presión por parte de sus padres o de la sociedad, o de ambos, para elegir una carrera que les conceda una imagen exitosa. ¿Preferirías tener una hija médica, pero infeliz, antes que una satisfecha con su trabajo? Espero que no. Estoy seguro de que en Dinamarca también hay muchos padres que quieren que sus hijos e hijas tomen la mejor decisión a sus ojos, y hasta cierto punto incluso tratan de influirlos, no obstante, por lo general, en este país suele animarse a los niños a seguir una carrera profesional que les interese y para la que tengan cierto talento.

Yo, por ejemplo, hubiera sido un pésimo abogado (los documentos legales me dan sueño) y un médico inconsciente (la sangre hace que me desmaye). En cambio, siempre me ha gustado analizar a la gente y sus vidas: por qué hacemos lo que hacemos y cómo nos hace sentir. En resumen, buenas cualidades para un investigador de la felicidad.

En 2012, le dije a mi padre que iba a dejar mi trabajo, en el cual llevaba ya casi siete años. Era un trabajo estable y bien pagado como director internacional de un laboratorio de ideas danés.

—Y ahora ¿qué vas a hacer con tu vida? —me preguntó.

—Bueno, quiero investigar la felicidad humana. Quiero crear un grupo de investigación llamado Instituto para la Búsqueda de la Felicidad.

El silencio se instauró entre nosotros durante un segundo. Fue él quien lo rompió:

—Me parece una magnífica idea.

Tengo claro que a mucha gente no le hubiera parecido tan buena idea, sobre todo en una época en la que el mundo seguía lidiando con las consecuencias de la crisis económica de 2008. Pero, desde que soy muy pequeño, mi padre siempre me ha recordado que lo importante es ser feliz en el trabajo, no el sueldo. Algo que solía decirme era: «Vas a dedicar una gran parte de tu vida a trabajar, por lo que debería ser en algo que disfrutes».

Tener éxito debería significar sentirse bien con lo que se hace, y hacer un buen trabajo se siente de maravilla. La felicidad debería ser el mayor éxito de todos.

Es precisamente por esto por lo que deberías buscar un trabajo que te haga sentirte orgulloso, que te haga sentirte bien; un trabajo que se te dé bien. Y puede que, para lograrlo, debas decirle adiós de una vez por todas a tu síndrome del impostor.

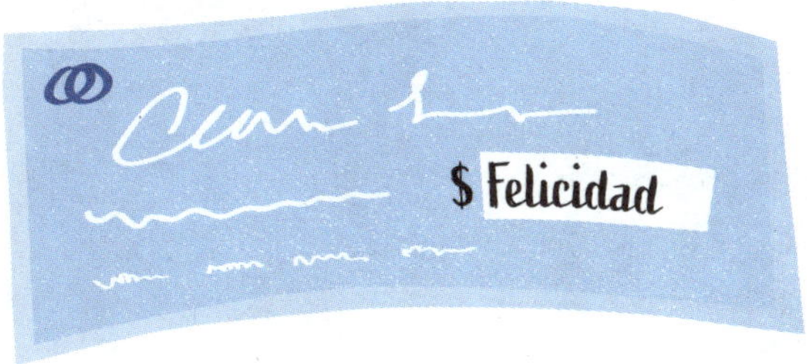

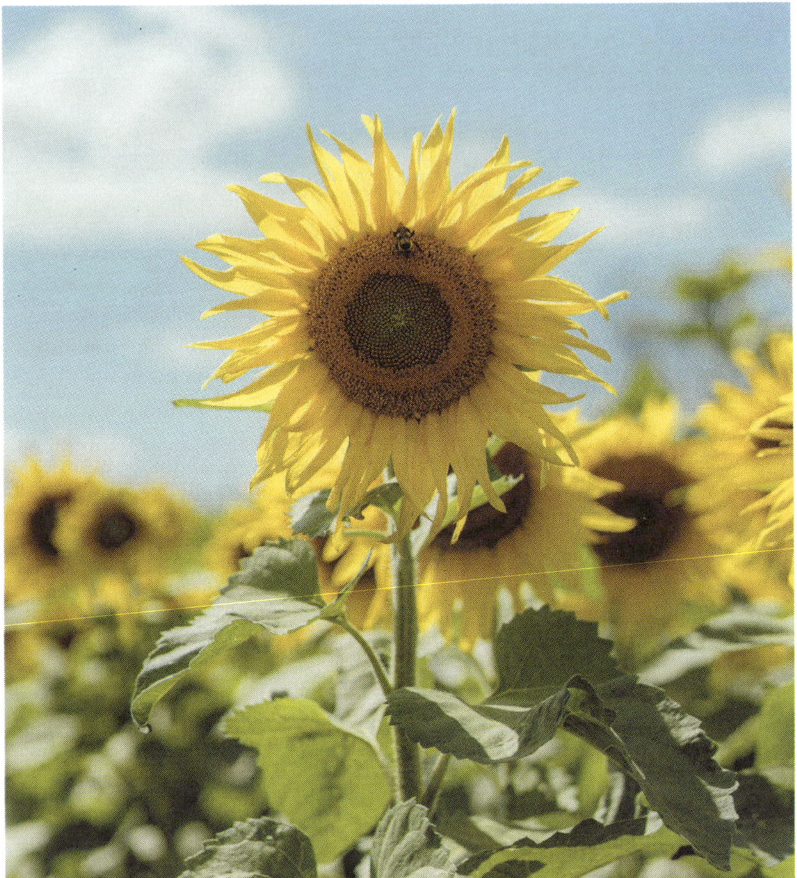

El auténtico impostor

En 1978, Suzanne Imes y Pauline Clance, dos investigadoras de la Universidad Estatal de Georgia, publicaron en la revista *Psychotherapy: Theory, Research and Practice* un estudio que corrió como la pólvora, porque describía un fenómeno que muchísimas personas, sobre todo mujeres de éxito, sufrían: el fenómeno del impostor.

Imes y Clance, que habían experimentado esta afección en su propia piel, unieron fuerzas, se pasaron cinco años entrevistando a más de ciento cincuenta mujeres de éxito y desarrollaron la idea del fenómeno del impostor, que describieron como «una experiencia interna de falsedad intelectual» en la que se vive con el temor perpetuo de que «alguna persona significativa descubra que, en efecto, se es una impostora».

El concepto cobró fuerza hasta el punto de que se desarrolló una escala del mismo para que los investigadores pudieran usarla en sus estudios. Pero cuando surgieron las redes sociales, el fenómeno, ahora denominado síndrome del impostor, se hizo viral. Mientras escribo este libro, el concepto genera 5.7 millones de resultados en Google (aproximadamente 1.7 millones en español) y personas como la ex primera dama y autora de *bestsellers* internacionales Michelle Obama, la jueza del Tribunal Supremo Sonia Sotomayor, la actriz Charlize Theron, la ejecutiva Sheryl Sandberg y la exdirectora del FMI Christine Lagarde han afirmado haberlo experimentado.

Tal como Imes y Clance señalaron en su estudio, es evidente que el éxito no soluciona dicho síndrome. Lo que Clance descubrió más tarde, trabajando con clientas, era que la terapia de grupo sí funcionaba bien.

A las mujeres con las que trabajaba les servía escuchar a *otras* mujeres —mujeres de *éxito*— hablar sobre tener los mismos pensamientos o sobre sentirse unas impostoras. Desde afuera, era fácil darse cuenta de que aquellas mujeres no eran unas impostoras, por lo que, siguiendo la misma lógica, seguramente tú tampoco lo serías.

Sin embargo, cuatro décadas después de la publicación de este estudio, otro dúo de investigadoras afirmó que hemos estado analizando el síndrome del impostor de forma errónea: no eres *tú* quien tiene un defecto que haya que arreglar, sino que es *el sistema* el que está podrido.

En 2021, Ruchika Tulshyan y Jodi-Ann Burey publicaron un artículo en *Harvard Business Review,* que se convirtió en uno de los más compartidos en la historia de la revista. Se llamaba «Stop Telling Women They Have Imposter Syndrome» («Dejen de decirles a las mujeres que tienen el síndrome de la impostora»).

Tulshyan y Burey argumentaron que el término en sí implica que eres tú quien tiene un fallo, convirtiendo el problema en una patología individual y desviando la atención de la desigualdad sistémica a la que se enfrentan las mujeres, especialmente las de color. Existen obstáculos reales innegables, como los sesgos en la contratación, los ascensos, el liderazgo y la remuneración. Como dicen Tulshyan y Burey: «El síndrome de la impostora dirige nuestra mirada a arreglar a las mujeres en el trabajo en vez de arreglar los lugares en los que trabajan las mujeres».

Así que, irónicamente, tal vez el síndrome del impostor era el impostor. Y, de hecho, si centras tu atención en intentar arreglar el sistema, enseguida te queda claro quién se beneficia de que nos sintamos unos impostores. Según un artículo de *The New Yorker:* «El capitalismo necesita que "*todos*" nos sintamos unos impostores, porque esto garantiza que nos esforzaremos por progresar sin fin: trabajar más, ganar más dinero, intentar ser mejores que nuestro yo anterior y que la gente que nos rodea». La mayor amenaza al capitalismo es que nos sintamos felices. Piénsalo: si todo el mundo estuviera satisfecho con lo que tiene, las empresas no podrían vendernos tantas cosas y no nos esforzaríamos tanto en el trabajo para conseguir un aumento de sueldo, un coche más grande o unas vacaciones de lujo. ¿Has visto la famosa serie que trata sobre la industria de la publicidad en los años sesenta? En ella, el protagonista resume esta idea de forma bastante acertada:

«La publicidad se basa en una cosa: la felicidad. Y la felicidad es... la felicidad es oler un coche nuevo. Es estar libre de miedos. Es una enorme valla junto a la carretera que afirma a gritos que, hagas lo que hagas, está bien. Que lo harás bien».

Pero ya lo estás haciendo mejor que bien. No deberías sentirte un fraude, sino orgulloso de tu trabajo, porque tu autoestima afecta tu satisfacción laboral.

La importancia de la autoestima

En el Instituto para la Búsqueda de la Felicidad hemos llevado a cabo muchos estudios que miden, rastrean y analizan los niveles de felicidad de los empleados, y uno de los indicadores de la felicidad en el que nos fijamos es la autoestima. Solemos utilizar la escala de Rosenberg y, además, formulamos preguntas como «En una escala del 1 al 10, ¿en qué medida está de acuerdo con las siguientes afirmaciones?».

Creo que tengo muchas cualidades buenas.

No tengo mucho por lo que sentirme orgulloso.

A veces me siento inútil.

Los datos nos muestran que la autoestima explica las diferencias que existen entre la felicidad laboral y la felicidad en general. Lo que también nos dicen es que los hombres suelen tener mayores niveles de autoestima, lo que supongo que apoya el mantra: «Que todos tengamos la autoestima de un hombre blanco mediocre».

Uno de los estudios que realizamos, llevado a cabo en una compañía de doscientos empleados, concluyó que la gente con mayor autoestima tiende a sentirse de acuerdo con estas afirmaciones:

Creo que soy bueno en mi trabajo.

Me siento respaldado por mi jefe.

Sé lo que se espera de mí en el trabajo.

Mientras estudiaba en la universidad, trabajaba en una cafetería que estaba situada en los Jardines Botánicos de Copenhague. En los días que hacía sol, acudían a nosotros con cierta urgencia hordas de gente para pedir helados, cerveza y café, y mi compañera Chila y yo simplemente lo ejecutábamos. Nos pasamos años trabajando codo con codo, por lo que conocíamos los detalles de cada cuestión y sabíamos cómo optimizar cada tarea. Chila utilizaba una mano para sujetar el vaso de cerveza bajo el grifo mientras con la otra me pasaba la crema batida para un chocolate caliente, y, a la vez, abría el refrigerador con el pie y le soltaba una broma a un cliente. Trabajar allí era como un juego mezcla de gimnasia artística, *ballet* y teatro de improvisación.

No teníamos nada que ver con la facturación de la cafetería, pero nos encantaba sentir que habíamos batido un nuevo récord ofreciéndoles a los clientes un servicio eficiente y amable. Un día, los propietarios de la cafetería, Kim y Ricardo, hicieron fila, esperando su turno, solo para decirnos lo felices y orgullosos que se sentían de que trabajáramos allí. Se nos daba bien, y aquel trabajo le hizo muy bien a mi autoestima: me hacía sentir competente. Si me pedían un *capuchino*, intentaba servirlo lo más rápido posible, pero con la espuma perfecta. Era fácil saber cuándo habías hecho un buen trabajo, y podía darme cuenta de cómo mejoraban mis habilidades poco a poco.

Si te falta autoestima en el trabajo y no sabes por qué ni qué puedes hacer al respecto, pregúntate hasta qué punto estás de acuerdo con las afirmaciones de la izquierda y cómo puedes mejorar la situación. Sentir que uno es bueno en lo que hace es muy importante. Cuando analizamos por qué algunos daneses son más felices en el trabajo que otros, uno de los principales factores es tener una sensación de maestría.

La maestría consiste en sentirte capaz de gestionar las tareas y situaciones que la vida pueda ponerte por delante. En el trabajo significa sentirte competente en

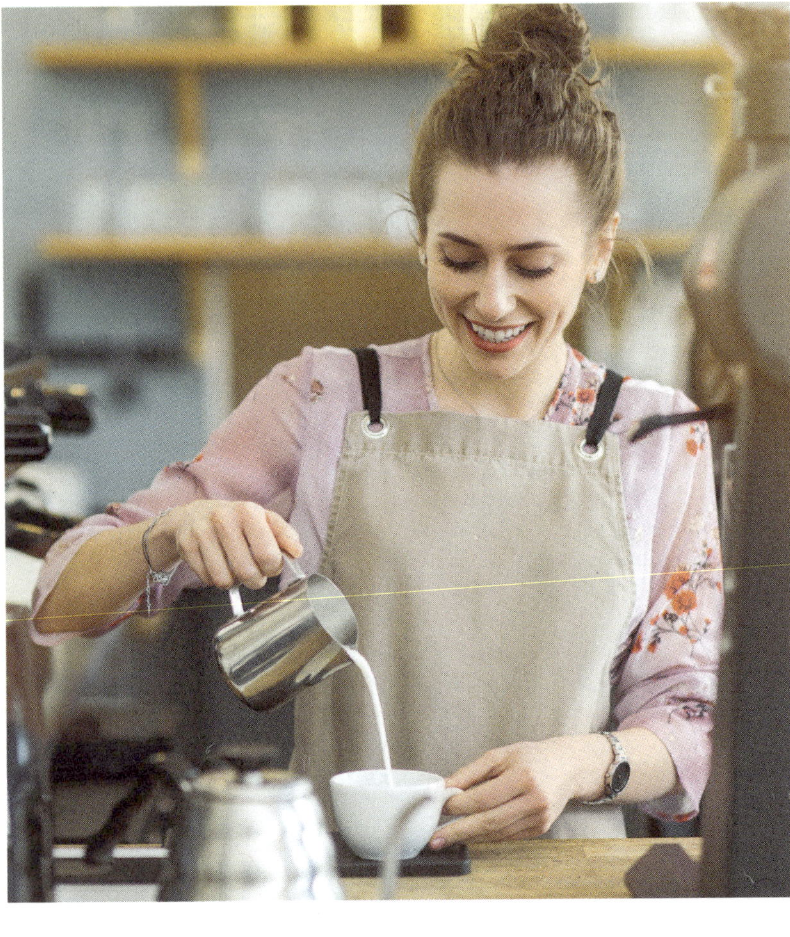

aquello por lo que se te paga, en las tareas que se te asignan, por lo que se trata de un elemento vital para alcanzar la satisfacción laboral.

Ser capaz de gestionar tareas, incluso funciones cada vez más complicadas, y desarrollar tus habilidades para hacer frente a los retos es lo que va a fomentar tu bienestar laboral. Y, además, es lo que debería ser el éxito para todos nosotros: no tener un coche de lujo, sino lograr enfrentarnos a cosas difíciles.

Tal como se supone que dijo Steve Jobs:

> Tu profesión va a ocupar una gran parte de tu vida, por lo que la única forma de sentirse del todo satisfecho es hacer lo que crees que es un gran trabajo. Y la única manera de hacer un gran trabajo es que te apasione lo que haces. Si aún no lo has encontrado, sigue buscando. No te conformes. Como ocurre con todos los asuntos del corazón, lo sabrás cuando lo encuentres.

CONSEJO PARA SER FELIZ: LUDIFICA EL TRABAJO

Cuando alcanzamos el equilibrio adecuado entre el nivel de dificultad de una tarea y el nivel de competencia para resolverla, podemos sentir que «fluimos». El término «fluir» se utiliza a menudo en relación con las técnicas de psicología positiva y fue mencionado por primera vez por Mihaly Csikszentmihalyi, profesor de Psicología de la Universidad de Chicago. Fluyes cuando la tarea que estás haciendo te tiene tan absorbido que no percibes el paso del tiempo y esa irritante vocecita en tu cabeza se calla de una vez por todas. Es un estado agradable, y Csikszentmihalyi descubrió que los artistas y los deportistas son quienes más lo experimentan.

—¿Ves esta pelota?

—Sí.

—Bien, pues quiero que la metas en ese agujerito.

—¿Cualquier agujerito vale?

—No, solo ese hoyo, el que está por allí, a cuatrocientos metros. Tiene una bandera al lado para que sepas cuál es.

—Ah, muy bien. Dame la pelota para que la meta.

—No, no puedes tocarla. Tienes que golpearla con un palo.

—¿Qué?

—Un palo. Lo mueves así, ¿ves?

—Pero es imposible que eso salga bien. La pelota acabará en el agua o en la duna esa de arena de allí.

—Puede ser. Y aún no sabes lo mejor: tienes que meter la pelota en el hoyo con el menor número de golpes posible.

—Uf, por Dios. A ver, dame el palo.

—No.

—¿No? Pero si acabas de decirme que lo use para meter la pelota en el hoyo.

—Primero tienes que pagarme ochenta euros.

—Oh, sí, por favor, toma mi dinero.

Podemos ser más felices en el trabajo diciéndonos a nosotros mismos que es un juego. Básicamente, fingiendo ser Tom Sawyer, pero en este caso engañándonos a nosotros mismos para pintar la valla y, encima, disfrutarlo. Perdona, perdona. Aquí tienes una manzana.

En vez de intentar acertar la pelota en el hoyo en los menos golpes posibles, ¿cuántas cosas puedes tachar de tu lista de tareas pendientes? Después, descansa y repítelo. Tómatelo como lo haría un atleta: ¿cuántos puntos puedes conseguir en dos horas y media? ¿O qué tan rápido puedes hacer el *capuchino* perfecto?

CONSEJO PARA SER FELIZ: DIVIDE Y VENCERÁS

Cuando tengo por delante una tarea grande y complicada, la divido en una lista de tareas más pequeñas. Esto hace el trabajo más ameno, ya que puedo ir viendo cómo voy tachando las cosas por hacer, una tras otra. Así es como funcionan los videojuegos, y si algo sé es cómo estos me afectan. Me he pasado gran parte de mi vida jugando a *Rick Dangerous, Bubble Bobble* o *Super Mario Bros* (sí, mi infancia transcurrió en los años ochenta), y no puedo estar cerca de *Hay Day* porque, básicamente, para mí es como heroína. Volviendo al tema, en estos juegos cada nivel lleva al siguiente.

Si tienes que dedicarte a un proyecto largo o a tareas sin un fin concreto que tal vez tardes semanas o meses en terminar, el método Pomodoro puede resultarte de mucha utilidad. Puedes usarlo, por ejemplo, para escribir una tesis de investigación o estudiar para un examen.

1. Escribe una lista de tareas pendientes.
2. Pon un temporizador de veinticinco minutos. Durante ese intervalo, céntrate en una sola tarea.
3. Cuando se acabe el tiempo, apunta qué has hecho en esa sesión y, con suerte, marca como «hecha» alguna de tus tareas pendientes.
4. Tómate un descanso de cinco minutos.
5. Después de cuatro sesiones, haz una pausa de unos quince o treinta minutos.

Si quieres escribir un libro, reduce la tarea a un primer paso que no te intimide, como sentarte y escribir durante dos minutos. Si, aun así, te resulta muy duro, siéntate y escribe solamente la primera frase de una escena. De las frases con las que los libros empiezan, mi favorita es esta de Isabel Allende: «Barrabás llegó a la familia por vía marítima, anotó la niña Clara con su delicada caligrafía». Son dieciséis palabras: ¡puedes hacerlo!

Algunas cosas inmensas nacen de pequeños comienzos. Hacer algo más factible puede ayudarte a abordar una tarea grande.

Además, tendemos a infravalorar lo que podemos hacer en un día o en un año, e incluso a infravalorar lo que hicimos en el pasado. Algo que a mí me ayuda mucho es analizar los últimos doce meses y apuntar todo lo que he logrado en ese tiempo. Solemos tener ojos exclusivamente para la montaña que se yergue ante nosotros, olvidándonos de apreciar lo lejos que hemos llegado.

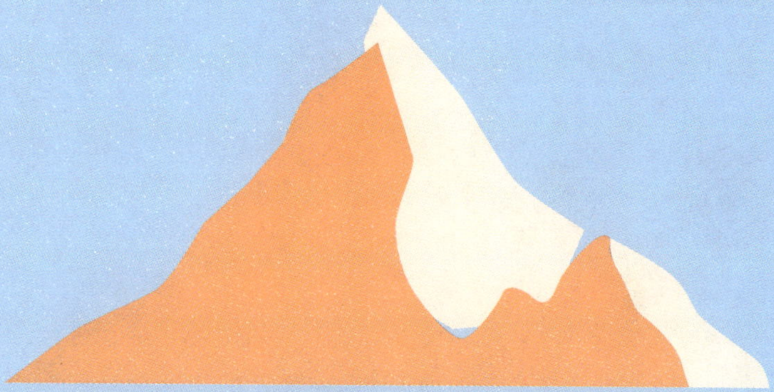

El «nosotros» antes que el «yo»

Hace unos años, en una visita a Riga, vi un enorme coche de lujo en la calle. Tenía una placa personalizada en la que podía leerse ÉXITO. Pero mientras que en Letonia y otros países el éxito se exhibe con entusiasmo, en Dinamarca la humildad es la mayor virtud.

En Copenhague ese coche se habría llevado un rayón de regalo en menos de veinticuatro horas: no está bien visto alardear del éxito. Es algo de lo que ni siquiera hablamos, por lo que ni de broma lo pondríamos nunca en una placa. Esto se debe a la ley de Jante (*Janteloven,* en danés y noruego; *Jantelagen,* en sueco; *Jante laki,* en finlandés, y *Jantelögin,* en islandés), la cual ilustra un código social específico de la región nórdica que hace hincapié en los logros colectivos y no en los individuales.

Esta «ley» nace de la novela de 1933 *En flyktning krysser sitt spor* («Un refugiado en sus límites»), escrita por Aksel Sandemose, un autor danés con ascendencia noruega. El mensaje de la historia puede resumirse en «no eres mejor que yo».

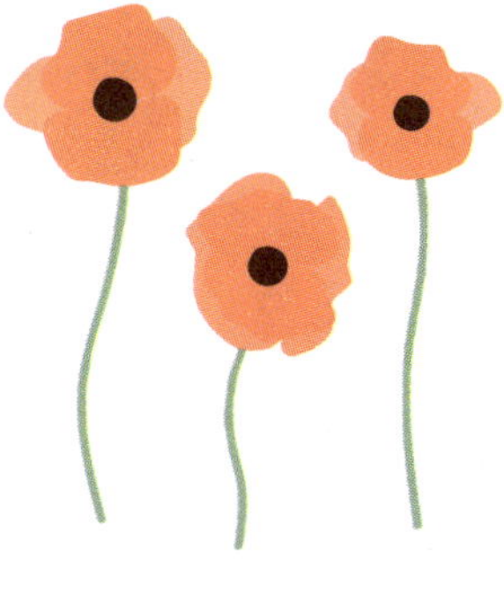

LA LEY DE JANTE

1. No debes creerte especial.
2. No debes creerte tan bueno como nosotros.
3. No debes creerte más listo que nosotros.
4. No debes creerte mejor que nosotros.
5. No debes pensar que sabes más que nosotros.
6. No debes creerte más importante que nosotros.
7. No debes creerte bueno en nada.
8. No debes reírte de nosotros.
9. No debes pensar que le importas a nadie.
10. No debes creerte capaz de enseñarnos nada.

Algunas de estas frases son muy rudas y contradicen otras de las lecciones de este libro, pero la aversión general a pregonar el éxito o la excelencia individual sigue prevaleciendo en las culturas escandinavas. Este es el motivo de que la cerveza danesa Carlsberg afirme ser «probablemente la mejor cerveza del mundo» y no directamente «la mejor». La *Janteloven* promueve una cultura donde las personas exitosas serán criticadas si se creen mejores que sus conciudadanos. Puede que esto te suene por la expresión inglesa *tall-poppy syndrome* (síndrome de alta exposición).

Aunque la ley de Jante tiene, sin duda, algunas implicaciones negativas para las sociedades nórdicas y el bienestar de Escandinavia en su conjunto —como, por ejemplo, limita las celebraciones de nuestros logros—, creo que su lado positivo es que el éxito se articula, a menudo, como un logro compartido.

Esto explica por qué los daneses tienden a contar sus triunfos laborales desde el conjunto —«hicimos esto», «el equipo logró aquello»— y a utilizar la primera persona del singular cuando hablan de fracasos y carencias.

Y puede que esta sea una gran lección que llevarte de mi país: la importancia de dedicarle a tu equipo y a tus compañeros elogios y felicitaciones. En mi experiencia, la felicidad, la autoestima, el éxito y el perfume comparten un rasgo común: no puedes echárselo a alguien sin que tú mismo acabes un poco rociado.

CONSEJO PARA SER FELIZ: EMPLEADO DEL MES... CON UN TOQUE ESPECIAL

Hace un par de años, uno de los ponentes de un taller del Instituto para la Búsqueda de la Felicidad fue un enfermero jefe del Rigshospitalet, el principal hospital de Copenhague. En su pabellón habían tenido que hacer frente a dificultades de comunicación entre algunas enfermeras. En el taller afirmó al respecto: «El problema es que en nuestro trabajo, a veces, debes asegurarte de que las cosas se hayan hecho bien. Por ejemplo, de que un paciente haya recibido la dosis correcta de medicina, etcétera. Esto provoca que mucha gente se sienta criticada por sus propios compañeros».

El ambiente negativo del pabellón provocó que el equipo tuviera que afrontar un elevado número de incapacidades por enfermedad. Así que se les ocurrió probar con el antiguo concepto del «empleado del mes»..., pero dándole un toque especial. Imagínate que tú y yo trabajamos como enfermeros en este pabellón, y que, en nuestro último turno juntos, le salvo la vida a un paciente. A la mañana siguiente, en la reunión de equipo, tú le cuentas a todo el mundo, incluyendo a nuestro jefe, lo bien que lo hice. ¡Viva yo!

Bueno, pues ese mes el empleado de mes serías *tú* por haberle contado a todo el mundo lo bien que trabajo. El objetivo es promover una cultura en la que todos seamos embajadores de los demás, en la que se nos anime a ensalzar los éxitos de nuestros compañeros. Este pequeño cambio transformó el ambiente del pabellón, provocando así una reducción significativa de las incapacidades por enfermedad.

El huevo y la gallina

Al observar a algunas personas exitosas, puede que pensemos que parecen felices. Pero ¿y si se trata de una deducción errónea? ¿Y si es la felicidad la que lleva al éxito?

Ya hablamos del estudio de British Telecom y de su conclusión de que los empleados más felices eran más productivos. ¿Te acuerdas de la maravillosa conversación que mantuviste con tu jefe al respecto?

Bien, pues resulta que ese estudio no es el único. Hace ahora más de diez años, Andrew Oswald, Eugenio Proto y Daniel Sgroi, de la Facultad de Económicas de la Universidad de Warwick, llevaron a cabo cuatro experimentos controlados con setecientas participantes y llegaron a la conclusión de que la felicidad laboral puede aumentar la productividad en un 12%. De forma parecida, el estudio «The Job Satisfaction-Productivity Nexus: A Study Using Matched Survey and Register Data» («El nexo entre satisfacción laboral y productividad: un estudio con datos de encuestas y registros comparados») analizó empresas manufactureras finlandesas durante un periodo de cinco años y descubrió que un aumento de la satisfacción de los trabajadores se traducía en un incremento de la productividad del 6.6 por ciento.

Sin embargo, uno de los estudios más completos sobre la relación entre bienestar y productividad fue el llevado a cabo por Sonja Lyubomirsky, Laura King y Ed Diener, profesores de Psicología en la UCLA, la Universidad de Missouri y la Universidad de Illinois, respectivamente. Se trató de un metaestudio en el que se analizaron 225 investigaciones académicas concernientes a la relación entre felicidad laboral y éxito.

Lo que descubrieron fue que existen pruebas fehacientes de la existencia de una relación causal entre la felicidad de los empleados y la prosperidad de la empresa. O en palabras de Shawn Achor, investigador de la Universidad de Harvard y autor de *La felicidad como ventaja:* «La felicidad es quizás el motivo más olvidado del éxito».

En este tema, la evidencia científica no cesa de crecer. Según el profesor Andrew Oswald y el doctor Jan-Emmanuel De Neve, del Oxford Wellbeing Research Centre, en lugar de buscar la felicidad en el éxito y el dinero, lo primero debería ser la felicidad en sí misma.

Utilizando datos de Add Health, una muestra representativa de individuos de Estados Unidos a los que se ha entrevistado durante un largo tiempo (entre otras cuestiones, sobre bienestar e ingresos), Oswald y De Neve hallaron que el nivel de felicidad que se ha experimentado en la adolescencia y a principios de los veinte predice el nivel de ingresos que se percibirá a finales de tus veinte y principios de tus treinta.

Las personas felices parecen tener más probabilidades de obtener un título, encontrar trabajo y conseguir ser ascendidas. Según este estudio, si a los veintidós años eres un punto más feliz que el promedio (en una escala de cinco puntos), a los veintinueve ganarás 2000 dólares más al año. Los resultados de esta investigación son consistentes, ya que incluyen variables como el nivel educativo, el cociente intelectual, la salud física, la altura, la autoestima y la evolución del nivel de felicidad. Además, como los datos también incluyen a gemelos, el estudio tiene en cuenta el efecto de los padres. En este caso, se ha visto que el gemelo más feliz es el que luego terminó ganando más dinero.

En resumen, quizás haya llegado el momento de empezar a utilizar el nivel de felicidad como la medida del éxito. Después de todo, tal como afirmó Aristóteles hace más de dos mil años, la felicidad es el fin último de la existencia humana.

CONSEJO PARA SER FELIZ: FIRMA TU TRABAJO

Todos queremos dejar nuestra marca en el mundo, firmar aquello que hemos creado.

Hace poco estuve en Saint-Vincent-de-Paul, a unos veinte kilómetros al noreste de Burdeos, para la inauguración de la Maroquinerie de Guyenne, un taller artesanal de cuero en el que Hermès emplea a unas trescientas personas. Aparte de haber sido invitado para ver de primera mano cómo funciona su producción, me encargaba de moderar una mesa redonda sobre felicidad laboral. Precisamente, la empresa Hermès no es ajena a este concepto: la compañía ocupa el primer puesto de los quinientos mejores empleadores de Francia, según la revista francesa *Capital*. Pero quizás una prueba más contundente sea que la antigüedad promedio en Hermès es de nueve años. Más de un tercio de sus empleados lleva en plantilla más de diez años, mientras que un 12% lleva veinte años o más.

Karl Marx creía que el trabajo, en su plenitud, es lo que nos hace humanos. Nos permite vivir, ser creativos y crecer. Este filósofo odiaba el hecho de que el capitalismo alineara a los trabajadores entre ellos y con el producto de sus trabajos. Sin embargo, ciento cuarenta años después de su muerte, hay empresas que sí que se esfuerzan por avanzar en la dirección contraria, permitiéndoles a sus empleados seguir el fruto de su trabajo de principio a fin, e incluso etiquetarlo con su nombre. Aunque puede que a Karl Marx le hubiera sorprendido mucho encontrar sus ideas puestas en práctica en una compañía como Hermès.

«No soy un eslabón más en la cadena —me dijo uno de los artesanos de la marca—. Hago el trabajo de principio a fin. Nos enseñan un oficio, no a completar una serie de tareas. Por eso, al final, firmo el bolso. Nos sentimos personalmente responsables del trabajo que hacemos. En unos tiempos como los actuales, es una magnífica oportunidad».

Al coser como se hacía hace cuatrocientos años y completar bolsos enteros por sí mismos, estos artesanos tienen que dominar muchas herramientas y habilidades diferentes. (Sí, soy consciente de que los bolsos de Hermès son carísimos, así que te pongo otro ejemplo: Son of a Tailor es una empresa de camisetas a la medida, en la que las costureras también ponen su nombre en las etiquetas de las prendas después de crearlas de principio a fin).

Ahora, piensa en la diferencia que existe en cuanto a satisfacción personal entre crear un bolso o una camiseta —y etiquetar el producto final con tu nombre— y trabajar en una fábrica de alfileres, lavando el alambre que termina convirtiéndose en estos. Sí, ya sé que Adam Smith me sacaría el tema de la productividad y el costo de los alfileres, pero aquí estamos hablando del impacto sobre la felicidad, Adam.

Está claro que dejar tu huella en el trabajo realizado cuenta a la hora de ser más feliz; sin embargo, no todos podemos firmar los productos que hemos creado o ayudado a crear. Sea como sea, lo que intento transmitirte es el valor en términos de satisfacción de los trabajadores. Si damos con una forma de vincular a los empleados con el producto de su esfuerzo, deberíamos aprovecharla. Aunque no podamos firmar la obra como tal, existen otras maneras de dejar nuestra huella. Por ejemplo, escondiendo un huevo de Pascua en algún código del *software* o mencionando a Winnie the Pooh en todos tus libros.

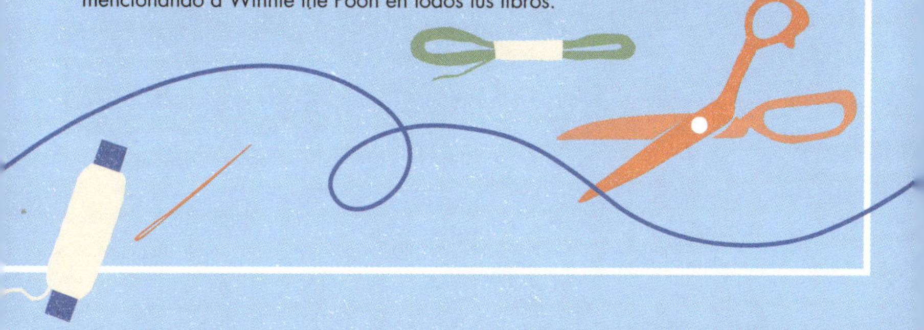

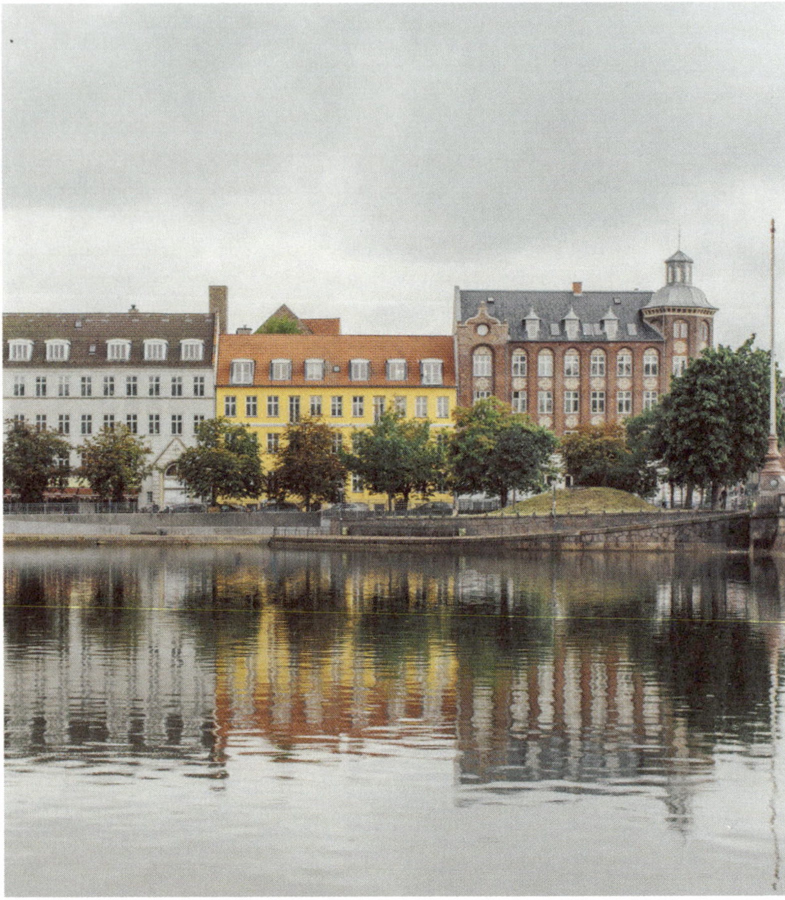

TAREAS PARA SER MÁS FELIZ

- ❑ Lo siento, pero ha llegado el momento de escribir tu propia necrología. Sé que este es un ejercicio un poco macabro, pero escribir tu necrología es una manera muy útil de reflexionar sobre tu vida en general. Es una forma de reconocer dónde estás y hacia dónde te diriges, y si quizás deberías cambiar un poco el rumbo. Además, al replantearte lo que significa para ti una vida exitosa, también puede ayudarte a establecer nuevos o mejores objetivos. Empieza preguntándote cuestiones como ¿a qué he dedicado mi tiempo? ¿Qué relaciones he construido? ¿Cómo he aportado mi granito de arena a hacer del mundo un lugar mejor? ¿A qué he dicho que sí? ¿Cómo me recordará la gente?

- ❑ Intenta mitigar el síndrome del próximo millón. Si ya estás ganando un buen sueldo, cuestiónate si de verdad una cifra distinta en tu cuenta bancaria podrá hacerte más feliz.

- ❑ Pregúntate qué trabajos, tareas, aficiones y actividades te hacen fluir, y cuáles te hacen sentirte orgulloso y realizado. Luego, plantéate cómo aumentar la presencia de dichos elementos en tu vida, ya sea en el trabajo o fuera de él.

- ❑ Prueba a utilizar el método Pomodoro para completar una tarea considerable que tengas que hacer. Recuerda dividirla en tareas más pequeñas y manejables, centrarte en solo una de ellas durante una sesión de veinticinco minutos, descansar luego durante otros cinco minutos, y, después, repetir la sesión.

- ❑ Busca ser una persona de valía en vez de una de éxito. Estoy seguro de que los valores son la brújula perfecta, aunque quizás se deba a que mi educación nórdica me ha llevado a tomarme a pecho el consejo de Albert Einstein: «No trates de convertirte en un hombre de éxito, sino en uno de valía». Mientras que el éxito viene de afuera, la valía nace de uno mismo. Significa entender en qué eres bueno y qué puedes aportar a un equipo, a una organización o al mundo.

CAPÍTULO

7

EL FUTURO DEL BIENESTAR LABORAL

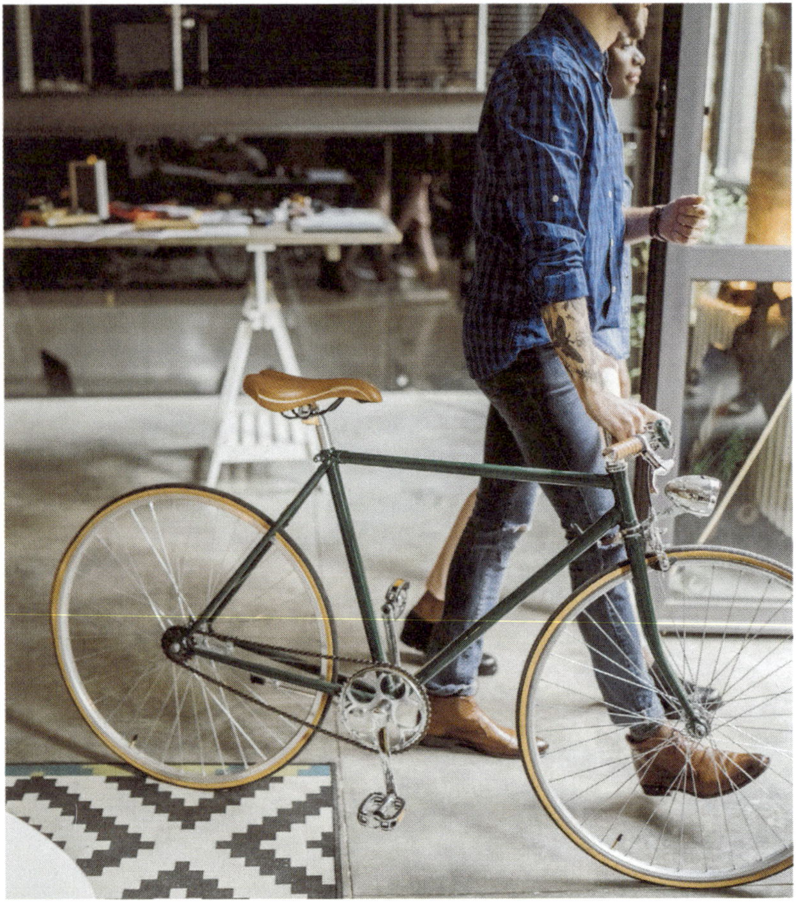

El futuro del bienestar laboral es un tema de creciente importancia, sobre todo a medida que la tecnología sigue avanzando y los empleos se vuelven más exigentes. El aumento del trabajo a distancia, la economía colaborativa y los problemas de salud mental y física, causados por la pandemia de COVID-19, han contribuido a la necesidad de mejorar los programas de bienestar en el lugar de trabajo.

Una tendencia que, probablemente, continuará en el futuro es la integración de la tecnología en los programas de bienestar. Los dispositivos portátiles y las aplicaciones móviles pueden realizar un seguimiento de la actividad física y los patrones de sueño, mientras que la realidad virtual y los servicios en línea pueden prestar apoyo de salud mental a distancia. Estas herramientas pueden proporcionar a los empleados información en tiempo real sobre su bienestar y permitirles a los directivos detectar posibles problemas en una fase temprana.

A ver cómo te lo cuento: esta introducción ha sido escrita por la inteligencia artificial. Me parece gracioso que se mencione la tecnología ya en la primerísima frase. Cálmate, Willy Loman, no hace falta que te pongas en plan vendedor desde el principio... y guarda el juego gratuito de cuchillos para la carne, vamos.

La importancia del bienestar laboral está en auge porque cada vez somos más los que reconocemos que necesitamos rediseñar nuestra forma de trabajar, para aumentar nuestra felicidad en vez de socavarla. Dicho esto, puede que nuestra colega la IA tenga razón en algo: yo también pienso que la tecnología va a desempeñar un papel cada vez más relevante en el seguimiento de nuestro bienestar. De hecho, ya existe una aplicación que puede leer tu estado emocional analizando tu cara. ¿Estás enojado, ansioso o feliz? Este *software* de reconocimiento emocional es una tecnología aún en fase inicial. Si muestro los dientes, la aplicación cree que estoy sonriendo y sugiere que estoy alegre. Pero, como todos sabemos, podemos sonreír sin estar contentos.

—¿Qué hay, Les? ¿Tienes un minuto?

—Para ti, Brad, tengo cinco.

Si no captaste la referencia, tienes que ver la película *American Beauty.* Ni lo pienses: simplemente, cuando termines de leer este capítulo, ponla.

Pero dentro de diez años, con una tecnología de tercera generación, tu teléfono tendrá acceso al tono de tu voz, a tu comportamiento digital, a lo activo que hayas sido durante el día..., y sabrá dónde estás y con quién. Probablemente, se dé cuenta de si estás deprimido incluso antes que tus amigos y familiares.

Siri: Meik, me he dado cuenta de que, últimamente, estás un poco deprimido. Tienes un espacio el martes, ¿te reservo una cita con tu psicóloga? Tiene horas disponibles.

La IA va a revolucionar el mundo laboral en muchos frentes. La empresa internacional PwC (PricewaterhouseCoopers) ha predicho que el 3% de los puestos de trabajo están ya en riesgo por culpa de la IA, y que, para mediados de los años treinta de este siglo, esta cifra se elevará al 30% en general y al 44% entre trabajadores con un bajo nivel educativo. Ante estos datos, quizás sea el momento de analizar más detenidamente otro avance que podría revolucionar nuestra forma de concebir el trabajo.

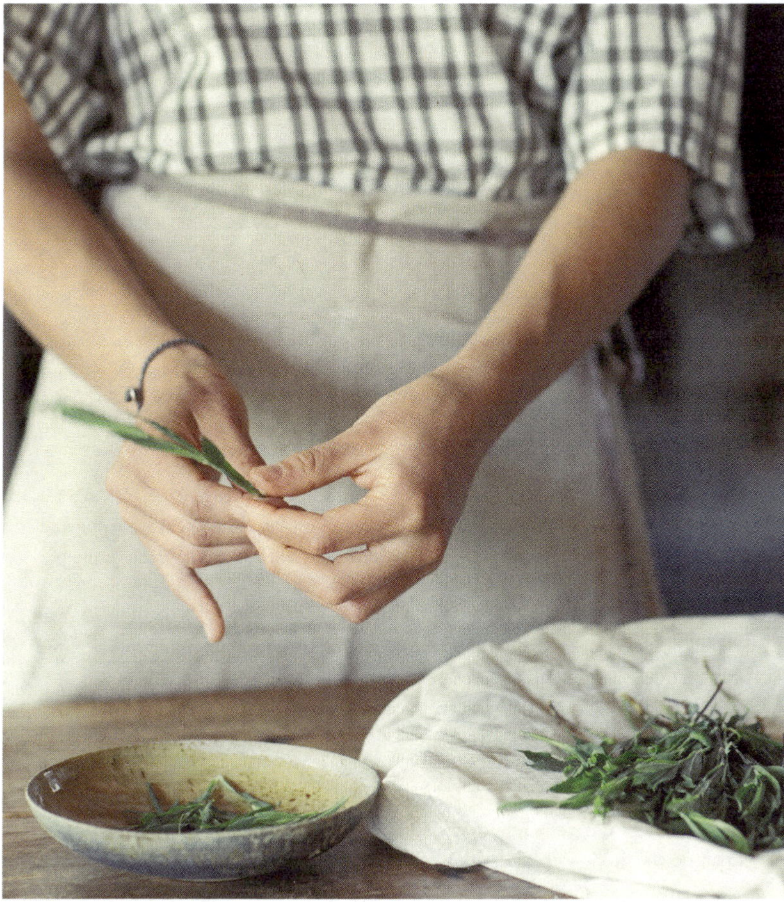

La renta básica universal

En 2017, Finlandia puso en marcha un experimento de dos años, cuya idea nació de preguntarse qué pasaría si la gente recibiera una renta básica sin tener que hacer nada a cambio: ni trabajar ni buscar activamente trabajo ni tener que presentar una excusa para no hacerlo.

La idea no era nueva: ya se habían llevado a cabo otros experimentos del estilo en ciudades como Barcelona (España), Stockton (Estados Unidos), Maricá (Brasil) y la provincia de Gyeonggi (Corea del Sur). Sin embargo, esta sí era la primera vez que se probaba en todo un país.

El Gobierno finlandés eligió a 2000 personas desempleadas al azar. Durante los siguientes dos años, todas ellas recibieron mensualmente un pago en metálico de 560 euros, así como una ayuda a la vivienda de 330 euros. Es decir, un total de 890 euros al mes.

Esta cantidad no es para nada alta en los países nórdicos. El empleado finlandés promedio gana al mes 2400 euros, y a los estudiantes se les conceden unos 1 000 euros mensuales. No obstante, la asignación era suficiente para vivir moderadamente sin tener que trabajar.

Las 2000 personas seleccionadas al azar constituyeron el grupo experimental, mientras que el resto de los desempleados formaban parte del grupo de control y siguieron percibiendo sus prestaciones ordinarias.

Lo que se esperaba era que, sin la molestia de tener que lidiar con la burocracia, las personas beneficiarias de la renta básica universal tuvieran más probabilidades de conseguir un empleo o crear su propia empresa. Y aquello fue lo que ocurrió —las personas pertenecientes al grupo experimental aumentaron más sus probabilidades de ser empleadas que las del grupo de control—, aunque en una proporción ínfima.

La mayor consecuencia de todas se dio en el ámbito del bienestar, donde sí se detectó un aumento significativo. Al término del experimento, la gente del grupo experimental reportó un nivel de felicidad promedio de 7.3 (en una escala de 0 a 10), mientras que en el grupo de control fue de 6.8. Puede que medio punto no parezca una gran diferencia, pero no es nada fácil elevar el nivel de felicidad. Como ya vimos, el efecto promedio del matrimonio sobre él es también de aproximadamente medio punto. Además, en comparación con la gente del grupo de control, los que recibieron la renta básica universal experimentaron una mejor salud, así como una disminución en los niveles de estrés, tristeza, depresión y soledad.

Yo espero de corazón que cada vez más Gobiernos se atrevan a probar con este tipo de experimentos, permitiendo así que sus ciudadanos puedan aventurarse en iniciativas empresariales o artísticas, sabiendo que tienen las espaldas cubiertas. En el Museo de la Felicidad de Copenhague, nos gusta preguntarles a los visitantes qué ley aprobarían si fueran ministros de la Felicidad en su país. Uno escribió: «Todo el mundo debería tener un perro corgi»; otro: «Que sea obligatorio tener una bicicleta». Secundo esas propuestas. Curiosamente, las tres ideas de leyes que la gente aprobaría con más frecuencia son la sanidad universal, la semana laboral de cuatro días y la renta básica universal.

Y, aparte de la renta básica universal y los progresos tecnológicos, hay otro avance que no nos costaría nada, pero que nos ayudaría a crear mejores empresas: la aceptación de una palabra que empieza con ese.

La palabra con ese en el mundo empresarial

La palabra con ese a la que me refiero no es la que estás pensando: sentimientos. En el mundo empresarial no se suele hablar de sentimientos ni de emociones ni de felicidad. Sin embargo, en la década que llevo estudiando esta última, he percibido un cambio.

Por ejemplo, hace poco impartí un taller para el departamento ejecutivo de una empresa internacional, la cual me había pedido que pasara un día con ellos, centrándome en las conclusiones que había recabado investigando la felicidad y lo que podían aprender de ellas. Empezamos con una sesión de «enseña y cuenta», en la que todos tenían que traer un objeto, o una foto de un objeto, que para ellos fuera un símbolo de felicidad. Creo que esta es una forma preciosa de empezar un taller, ya que nos permite hablar muy concretamente de lo que es la felicidad y también conocernos mutuamente.

Una persona trajo una foto de sus hijas; otra, un búmeran; una tercera, el collar de su perro... Todos los presentes en el grupo —conformado por doce personas— habían traído algo diferente, pero también historias únicas sobre la felicidad, el amor, la pérdida y la alegría, así como sobre comer cangrejos de río en una azotea. Todos los relatos fueron conmovedores, hasta el punto de que la mayoría del grupo se puso a llorar al contarlas o escucharlas. Incluso a mí se me salieron las lágrimas, y eso que no los conocía más allá de aquel mismo día. No es exactamente la forma en que se espera que empiece un curso sobre la felicidad,

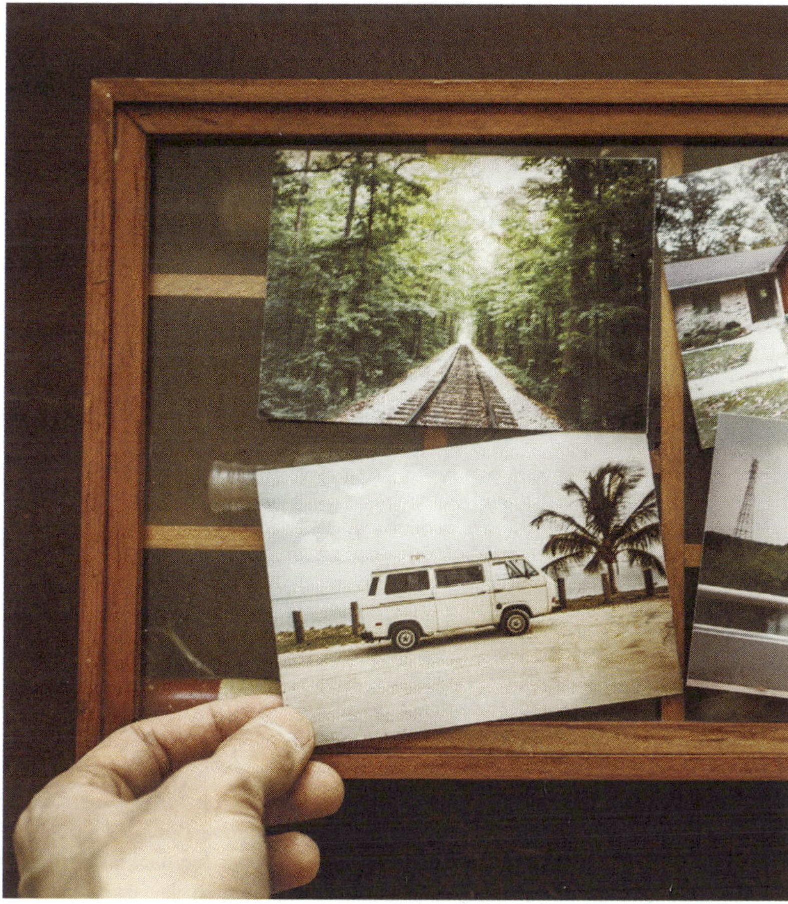

pero fueron lágrimas de alegría, que, además, unieron muchísimo a los integrantes del grupo, quienes seguro que recordarán el taller en el futuro. Bueno, pues todo esto no habría sido posible hace diez años.

Hablar de las emociones es algo que ha ido volviéndose más común en el trabajo, al igual que hacer un seguimiento de ellas. En el Instituto para la Búsqueda de la Felicidad, hemos ayudado a varias compañías a mejorar el nivel de bienestar laboral de sus empleados, interesándonos más por sus sentimientos que por su rendimiento.

El seguimiento de los encuestados a lo largo del tiempo nos ayuda tanto a nosotros como a la empresa a comprender cómo evoluciona el bienestar de sus empleados, pero para obtener resultados hay que hacer las preguntas adecuadas. Quizás la mitad de tu plantilla se siente igual que hace un año, mientras que un 10% es menos feliz y un 40% más feliz. Esto puede parecer un buen resultado, no obstante, si simplemente estás calculando la satisfacción laboral promedio o el compromiso hacia tu empresa, un aumento de dicho promedio puede significar algo tan sencillo como que los empleados infelices han dejado sus puestos y tú has contratado a gente feliz para sustituirlos (cuyo bienestar podría verse mermado el año que viene).

Una compañía con la que trabajábamos se dio cuenta, al hacer preguntas más centradas en los sentimientos, de que mucha gente experimentaba soledad, así que organizamos una serie de talleres sobre el tema. De este modo, descubrimos que, cuando la empresa contrataba a alguien recién salido de la universidad, le ofrecía un programa de incorporación completo, que incluía clases y actividades sociales con otros recién graduados que acababan también de incorporarse. Asimismo, se les asignaba un compañero que actuaba como mentor informal y les enseñaba el funcionamiento de la empresa. En cambio, si te contrataban para un puesto más alto, te llevaban a tu mesa con un simple «bienvenido a bordo». Debido a la naturaleza del negocio, la gente solo iba a la oficina un día a la semana —el resto del tiempo se encontraban de viaje—, por lo que tardaban bastante más de lo normal en entablar relaciones. Una persona en particular describió cómo sus tres primeros meses en la empresa habían sido los más solitarios de su vida. Una vez que entendió qué ocurría, la compañía cambió el procedimiento de incorporación del personal directivo, convirtiéndolo en una experiencia menos solitaria.

La cuestión es que, hagas lo que hagas, trabajas con personas, no con empleados. En el trabajo sentimos estrés, soledad y toda una serie de emociones diferentes, tanto positivas como negativas. Para el Instituto para la Búsqueda de la Felicidad, uno de los principales retos ha sido decidir dónde trazar la línea en cuanto a lo que podemos o no preguntarle a la gente. Hay preguntas, como «¿Te sientes satisfecho con tu trabajo?», que son claramente válidas y legítimas, pero otras dependen mucho del punto de vista, como «¿Con qué frecuencia sientes que otras personas te comprenden de verdad? ¿Muchas veces, algunas veces, casi nunca o nunca?» o «¿Estás de acuerdo con la siguiente afirmación: "No tengo mucho de lo que sentirme orgulloso"?».

Preguntas como estas, sacadas de la escala de soledad de la UCLA y de la escala de autoestima de Rosenberg, ilustran por qué algunas personas son más o menos felices en el trabajo o incluso en la vida en general. Desde un punto de vista científico, tiene sentido incluirlas, pero, en la práctica, muchas empresas dudan sobre si hacerlo porque creen que estos temas son demasiado personales como para sacarlos a coalición en una encuesta laboral. Pero las cosas están cambiando.

Cada vez nos damos más cuenta de que el trabajo repercute en el resto de nuestra vida y viceversa. Si estoy muy estresado, obviamente eso repercutirá en mi familia y mis amigos. De la misma forma, la soledad, la autoestima, el estrés y la alegría saltan de un ámbito a otro. Por esto es por lo que considero la idea del equilibrio entre la vida laboral y la personal un mito. Si te sientes infeliz en tu empleo, eso repercutirá en tu felicidad general; si te sientes solo en la oficina, eso influirá en tu bienestar, tanto en el trabajo como en tu hogar.

¿Qué es lo que ofreces tú a la hora de hablar de felicidad?

Nadie quiere pasarse un tercio de sus horas de vigilia cerca de gente desdichada, que toma decisiones mezquinas por motivos lamentables. Todos queremos trabajar en algo que nos guste. Pero ¿cómo saber en qué? En el pasado era difícil averiguarlo; quizás conocías a alguien que trabajaba en la empresa en la que estabas pensando mandar tu currículum y podías preguntarle si le gustaba su trabajo, pero lo más normal era que no contaras con esa opción. La buena noticia es que, ahora, cada vez son más las páginas web de búsqueda de empleo que recopilan datos sobre la satisfacción laboral de los empleados y los publican para que futuros solicitantes los tengan en cuenta.

Hasta hace poco podíamos elegir entre la opción A, con un sueldo de 30 000 euros, y la opción B, con uno de 29 000; los títulos y las descripciones de los puestos eran los mismos, y supón que la distancia a recorrer entre tu casa y ambos trabajos fuera también igual. Elegirías la opción A, ¿verdad? Pero ¿y si te digo que, según las votaciones de cien personas —tanto actualmente empleadas en esas empresas como exempleadas—, la opción A tiene una puntuación de satisfacción laboral de un 3.1 sobre 5, mientras que la de la opción B es de 4.3? ¿No te decantarías, entonces, por esta última opción?

El astrónomo italiano Galileo Galilei afirmó: «Mide lo que es medible, y haz medible lo que no lo es». Eso es lo que perseguimos nosotros como investigadores: cuantificar algo tan subjetivo y complejo como la felicidad.

El salario es muy fácil de medir, motivo por el cual ha influido siempre tanto en la decisión de dónde trabajar. Pero, hoy en día, también podemos medir el nivel de felicidad. Y no, el hecho de que muchos antiguos y actuales empleados hayan experimentado una satisfacción laboral de 4.3 en la opción B no significa que sí o sí ese vaya a ser tu caso, así como los datos tampoco implican que tu felicidad vaya a ser de 3.1 en la opción A. Pero ¿acaso no te gustaría conocer las probabilidades?

Por poner un ejemplo más tangible, en la web indeed.com, Ryanair tiene una puntuación de 3.1 y Southwest Airlines, de 4.3. Las reseñas incluyen un resumen de la experiencia laboral en dicha empresa, además de una puntuación. Algunos de los títulos lo dicen todo: «Buen sueldo y prestaciones; todo lo demás, horrible». Y aunque, como es obvio, no todos podemos elegir el trabajo con el mayor nivel de satisfacción laboral posible —algunas personas, por ejemplo, necesitan un sueldo mínimo concreto para llegar a fin de mes—, creo que es útil y valioso tener en cuenta el bienestar que un empleador potencial proporciona a sus trabajadores. Añadir esto a la ecuación puede suponer una gran diferencia en tu felicidad general.

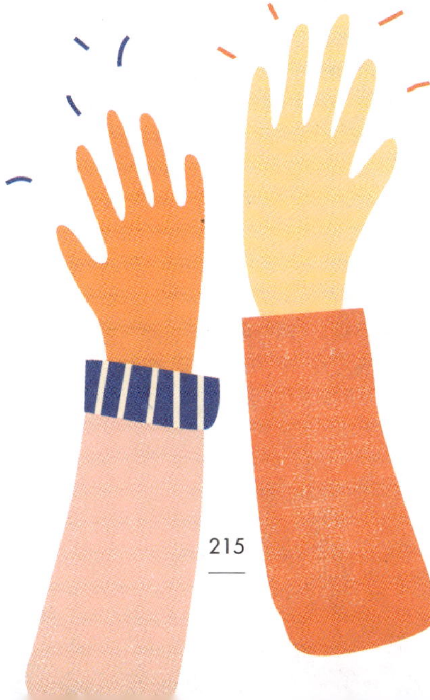

Asume el papel de director de felicidad

Antes mencioné que muchas empresas, como Google, han incorporado a su plantilla directores de Felicidad. Esto está genial, pero al igual que ocurre con el ecopostureo, en el que las empresas fingen ser más ecológicas de lo que realmente son, hay que tener cuidado con el postureo de la felicidad. Hay una gran diferencia entre afirmar que quieres hacer más felices a tus empleados y hacerlo de verdad. Desgraciadamente, he visto a más de una empresa hacer maravillosas declaraciones sobre este tema, para luego abstenerse de cumplir los elementos clave de una política de bienestar laboral.

Sea como sea, el puesto de dirección de Felicidad no tiene por qué ser un puesto real. Todos somos responsables de la satisfacción laboral de nuestros compañeros y, sobre todo, de la nuestra. Pregúntate qué puedes hacer para conocer el nivel de felicidad de tu empresa. ¿Puedes preguntarles a tus empleados o compañeros qué tan satisfechos se sienten con la vida? ¿Y puedes preguntarles por su soledad? Cada cultura tiene sus propios límites en cuanto a los temas de los que se puede hablar; además, la gente siempre debería poder tener la opción de no responder a las preguntas que considere demasiado personales. La clave está en intentar centrarse especialmente en la felicidad, ya que está directamente relacionada con la productividad.

Sí, las compañías son responsables de tu bienestar laboral, pero eso no quita que tú también lo seas. En este libro te hablé sobre las cosas que puedes hacer para mejorar tus sentimientos respecto al trabajo, como el *job crafting,* pero también para capacitarte económicamente y que así puedas dejar un trabajo de mierda o escapar de un jefe tóxico.

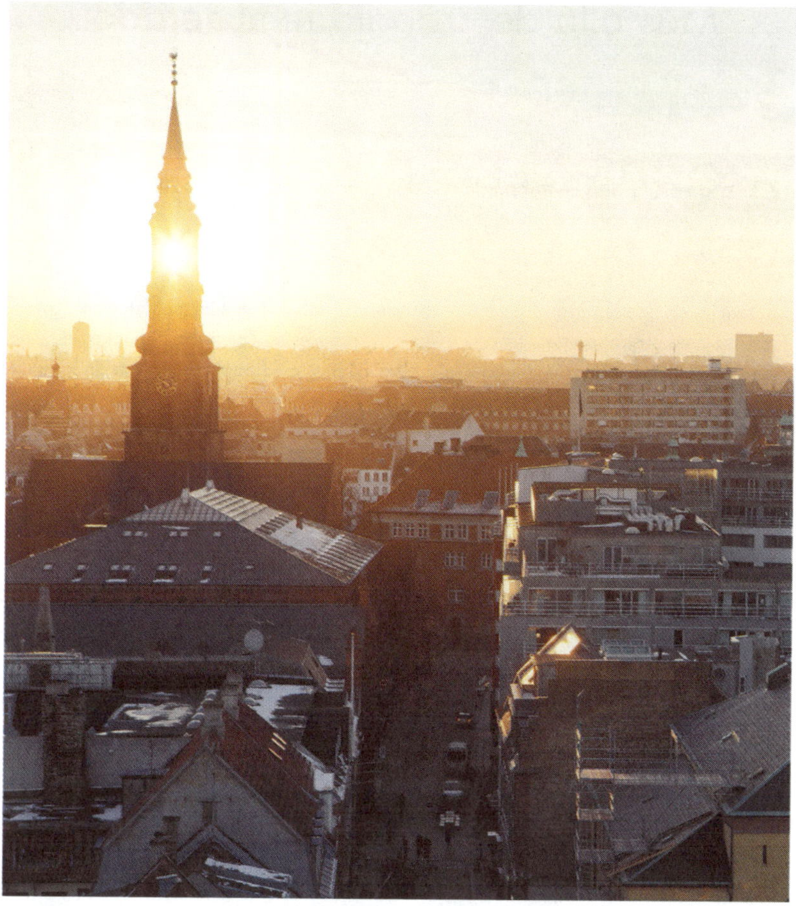

Más allá del trabajo remunerado

A lo largo de mi vida he trabajado como limpiador, panadero, padre, periodista, mesero, amo de casa y jardinero.

He trabajado en un planetario, en el Ministerio de Asuntos Exteriores, en un jardín botánico, en una librería que vendía obras en español y francés, y en un cine. (Lo que más me gustó de este último empleo fue ver cómo reaccionaba el público de *Seven* al enterarse de que el tipo que creían muerto no lo estaba. Y sí, me da igual haberte contado la película: es de 1995, por lo que, si aún no la has visto, es que nunca lo harás).

En estos años hice una revista sobre fotografía y un grupo de investigación sobre la felicidad, y he empezado a escribir una novela que nunca terminaré. He vendido árboles de Navidad y helados. (Lo que más me gustó de ese último empleo fue que un cliente me señalara el de *stracciatella* y me pidiera probar el sabor que no sabía pronunciar: le di a probar el de plátano).

Trabajé introduciendo datos, literalmente cambiando todos los números 2 a 3 —esto fue antes del efecto 2000, conocido internacionalmente como Y2K (si eres demasiado joven como para saber lo que es el efecto 2000, me alegro por ti)—, y organizando conferencias (gracias a ese trabajo aprendí que un ya exsecretario general de la ONU necesitaba tener siempre a la mano un vaso de agua lleno hasta el tope; eso sí que es un ego sediento…).

En el desempeño de estos empleos, tan diferentes entre sí, aprendí a preparar lotes de ciento cincuenta kilos de deliciosa canela, sé distinguir entre una pícea roja y una pícea común, soy capaz de encontrar la estrella Arturo utilizando la Osa Mayor e incluso puedo darte una buena receta para la felicidad (muy parecida a la de la deliciosa canela, por cierto).

Trabajar no consiste exclusivamente en cobrar un sueldo. Cada empleo nos regala cosas que aportan valor a nuestra vida: habilidades, amistades, anécdotas. Algunos de mis mejores amigos actuales son de la pandilla con la que trabajé en el cine, sigo utilizando las herramientas de negociación que aprendí por pasarme siete años vendiendo árboles de Navidad y todavía cuento la historia de que una vez estuve en un Ferrari de Fórmula 1 conducido por Charles Leclerc, viajando a trescientos kilómetros por hora en Monza, Italia (uno de los beneficios secundarios de ser investigador de la felicidad).

Ninguna profesión es perfecta, y todos tenemos días malos y tareas poco gratificantes. Ni siquiera los daneses viven en el Valhalla del trabajo, donde se lucha (la arcaica idea nórdica de diversión) todo el día y se festeja toda la noche. Pero el trabajo es una parte importante de la vida, y debería ser agradable si lo concebimos de la manera correcta, si creamos empresas basadas en la confianza mutua o trabajamos para organizaciones que confíen en sus empleados, ofrezcan un salario digno, un sentido de propósito y realización. Organizaciones que permitan a sus empleados conectar y prosperar.

Pero la realidad es que algunos de nosotros hallaremos esos elementos en diferentes lugares. Quizás encontremos nuestro mayor propósito vital criando a nuestros hijos, y nos sintamos realizados al colocar por fin esa estantería. Del mismo modo, tal vez la alegría que nos proporcione una actividad extra, más allá de nuestro horario laboral, nos sirva para contrarrestar lo que, a veces, pueda parecernos un empleo que nos chupa el alma. Por otro lado, ir en bici al trabajo y preparar comida casera son solo algunos trucos para reducir nuestros gastos y ahorrar así un fondo de libertad, el cual pueda permitirnos pasar menos tiempo trabajando o incluso dejar de hacerlo por completo algún día.

Algo que también espero del futuro es que ampliemos la definición de trabajo. Trabajar no solo hace referencia a los empleos remunerados: también es cultivar un huerto en casa para ti y tu familia, o esforzarte en crear un mejor tejido social en tu barrio, o escribir esa novela romántica de ciencia ficción. El trabajo remunerado es esencial para ganarse el pan, pero no conforma toda una vida.

Creo que para ser más felices, laboralmente hablando, tenemos también que diseñar nuestras vidas de otra manera. Deberíamos vivir más cerca del trabajo o ajustar nuestros desplazamientos para poder ir caminando o en bici al menos parte del camino; deberíamos plantearnos reducir nuestros gastos, para poder ahorrar un colchoncito y pasar tiempo con la familia y los amigos en planes que nos permitan conectar a la vez que nos hagan sentir realizados.

A principios de este año, entrevisté a Camelot (la empresa que hasta 2024 se ha encargado de la gestión de la Lotería Nacional del Reino Unido) sobre sus grandes ganadores: los que habían ganado un millón de libras o más, las personas que salen en los periódicos posando con cheques enormes. Hablamos de cómo las diferencias en los hábitos de consumo afectaban su futura felicidad. Uno de sus ganadores, un tipo que hacía los turnos de noche en una fábrica local de comida para perros, se despertó un día millonario. Dejó su trabajo, pero no dejó de trabajar. Se compró una podadora con asiento y puso un negocio de poda de jardines. Después de todos aquellos años trabajando en la fábrica por la noche y durmiendo durante el día, disfrutaba estando sentado bajo el sol. Tener dinero no significaba que no quisiera hacer nada en todo el día: no era el camino directo a la felicidad, sino una forma de tener más libertad. Pero, hasta cierto punto, la libertad está al alcance de todos nosotros incluso si no nos ganamos la lotería.

¿Te acuerdas de las personas de las que te hablé en el capítulo 4, aquellas que viven con poco e invierten la mayor parte de su sueldo, en pos de jubilarse antes de lo normal? Casi ninguno de ellos entiende la jubilación en el sentido tradicional. No se

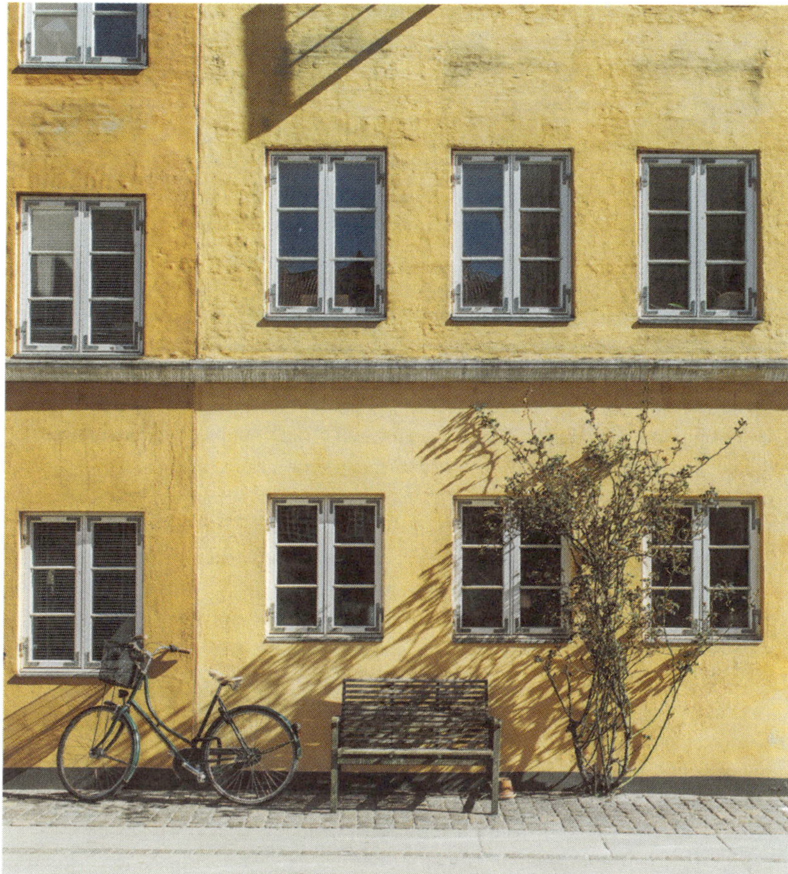

pasan el resto de sus vidas tirados en una playa, con un coctel de piña colada en la mano. Siguen trabajando. La única diferencia es que ahora trabajan cuando quieren y —lo que es más importante— de lo que quieren, puesto que ya no necesitan los ingresos.

Estoy convencido de que, como humanos, estamos hechos para trabajar. Nos gusta conseguir cosas. Personalmente, me siento más feliz y satisfecho conmigo mismo y con mi vida cuando soy productivo, y no tanto cuando no hago nada.

Y esto no deja de ser así cuando nos retiramos. Muchos pensionistas no logran adaptarse a su nueva vida: no saben a qué dedicar sus días, qué propósito perseguir, qué rutina tener o con quién relacionarse. Por eso, aunque te falten todavía años o décadas para jubilarte, vale la pena que te plantees qué te gustaría hacer con ese tiempo. En mi caso, pienso terminar esa novela negra en la que llevo veinte años trabajando (una mezcla entre *Borgen* y *The Killing*). Y quiero plantar un gran huerto frutal en algún terreno, y hacer mermelada y elaborar sidra. Ah, y me gustaría construir una gran catapulta de madera.

Pero, hasta que llegue ese momento, seguiré divulgando sobre cómo mejorar nuestra calidad de vida, sin olvidar cómo trabajar como lo hacen las personas más felices del mundo. Buscando tener un propósito y más libertad, confiando en los demás y conectando con ellos, mezclando el trabajo y la vida privada y replanteándome lo que significa el éxito.

Quizás lo expresa mejor la escritora estadounidense Bessie Anderson Stanley en su poema «¿Qué es el éxito?»:

«Ha alcanzado el éxito quien ha vivido bien, ha reído a menudo y ha amado mucho; [...] quien ha dejado el mundo mejor de como lo encontró, ya sea por una amapola más hermosa, un poema perfecto o un alma rescatada; quien nunca ha carecido de aprecio por la belleza de la Tierra ni ha dejado de expresarla...».

TAREAS PARA SER MÁS FELIZ

- ❑ Analiza tu propio bienestar laboral. No esperes a que a la empresa en la que trabajas se le ocurra llevar a cabo encuestas. Simplemente, anota semanalmente la puntuación que le das a esa semana en cuanto a satisfacción laboral se refiere. Para sacar aún más de este ejercicio, escribe una o dos líneas que justifiquen la puntuación: eso te ayudará a entender qué suele caracterizar las semanas buenas y las malas.

- ❑ Si tu empleo actual no te gusta, explora páginas web como <indeed.com>, en las que haya un apartado dedicado a la satisfacción laboral tanto de sus empleados actuales como de los antiguos. Así podrás darte una idea de qué empresas hacen más felices a sus trabajadores en tu sector.

- ❑ Redefine tu concepto de trabajo. Si tu empleo te hace sentir realizado, estupendo. Pero si ese no es el caso, considera otras áreas vitales en las que puedas hallar un propósito, por ejemplo, un voluntariado, la educación de tus hijos o la mejora de tu vecindario.

- ❑ Ten un plan para cuando te jubiles o por si decides dejar tu trabajo. Recuerda que es importante tener algo en lo que invertir tu tiempo una vez retirado.

Agradecimientos

En el Instituto para la Búsqueda de la Felicidad he tenido el privilegio de trabajar junto a estas personas increíbles, inteligentes, divertidas y con el corazón en su sitio:

Kjartan, Xavier, Anne-Sofie, Danielle, Maria R., Rannvá, Gabe, Cindie, Kirsten, Christina, Teis, Marie Louise, Michael M., Marie L., Lisa, Michael B., Johan, Felicia, Maria H., Marie H., Lydia, Anne, Alejandro, Mads, Micah, Alexander, Rebecca, Isabella, Vanessa, Jacob, Emilie, Onor, Eric, Sarah, Peter, Ina, Lucija, Olga, Søren, Camilla, Anna y Helene.

Gracias por trabajar por la felicidad, pero también por llevar la felicidad al trabajo.

Créditos fotográficos